「脳が不快なこと」をやめれば健康になる

石川陽二郎
東北大学病院医師
YOJIRO ISHIKAWA

サンマーク出版

この本でお伝えするのは、
一見すると驚きも新しさもない、
シンプルで基本的な健康法かもしれません。

しかし、医学的にも生物学的にも、
極めて重要なメッセージを含んだ、
病気になっても健康でいられる、
画期的な健康法なのです。

はじめに

この本は「一生を健康に過ごす方法」を書いた本です。

ただし、世間に流布《るふ》しているような「身体の一部」の機能に着目した健康法ではありません。**「脳の一部」に着目することで生涯の健康を手に入れられる、まったく新しい方法です。**

これまで脳と健康についてはあまり語られることはありませんでした。しかし私は幸運にも、**健康に大きな影響を与える「自律神経」や「免疫力」が、脳の一部によって大きく決定づけられていると突き止めたことで、脳と健康の関連について語る機会を得るようになりました。**

脳からアプローチする健康法といっても、難しいものでも突飛なものでもありません。**キーワードは「脳が不快なこと」をしない**ということ。それだけで身体の免疫力低下を防ぎ、日々の体調を整えることができます。しかも、この脳の機能は何歳からでも活性化することができ、日常生活において健康になる以上の効果をもたらすのです。

本書ではその方法を、存分にお伝えしたいと思います。

私は通常の医師に比べると、いささか珍しい医師といえるでしょう。

東北大学病院の助教を務めており、これまでには外来医長も担当してきました。

また、**日本全国でも50人程度しかいない、最先端のがん治療「陽子線治療」の専門家でもあります。民間病院では世界で初めて陽子線治療後専用の装置を導入し、年間最多の症例数を誇る南東北がん陽子線治療センターの医師として、日々、がん患者さんと向き合っています。**

しかし、それだけではありません。じつは私には医師として、もう一つの「顔」があります。

創業80年になる地元密着の診療所でも医師として勤務し、地域の人々の風邪・体調不良から健康相談に至るまで、さまざまな相談を受けているのです。

つまり、**最先端医療から地域医療までを同時に務める医師であり、日本でも極めて**

稀有《けう》な存在として日々、患者さんに向き合っています。

その「両極端」を経験するなかで私は、脳の「ある部分」を整えることで「健康になる方法」があることに気づきました。**きっかけは、「がんになっても健康な人」がいる一方で「病気でないのにがん患者より不健康な人」もたくさんいる、**そのことに気づいたことです。

＊　＊　＊

私はがんによって亡くなる人をたくさん見てきました。**これまで1000名を超えるありとあらゆる臓器のがん患者**と真剣に向き合い、治療してきましたが、がんが非常に恐ろしい相手であることを何度も痛感してきました。

しかし、毎日たくさんのがん患者さんの治療を行っているうちに、私は一つの興味深い考えにたどり着きました。

それは、**「がんが身体に優しい」**ということです。

実際に、病院にはがんと診断されても、まったく自覚症状のない方がたくさんいます。急に具合が悪くなるという人も多くはありません。

一方で、医学的には病気にかかっているわけではないのに、いつも免疫力が低く、風邪を引いたり、体調不良に陥ったりして苦しんでいる人がいます。

このような差はどうして生じるのでしょうか。

そこに大きな疑問を持ち、健康な人と不健康な人の共通点を日夜探求しつづけていました。そして、脳の一部である**「扁桃体《へんとうたい》」**に着目したところ、その答えがついにわかりました。**扁桃体が不安という「不快な刺激」を受けることで、自律神経を乱し、免疫力を下げる要因として働いていたのです。**

つまり、がん患者でも病気になっていない人でも、「不安を感じているかどうか」で健康が左右されていたのです。

これは重大な発見でした。

なぜなら、これまで精神的な問題として語り継がれてきた「病は気から」という話が、医学的・生物学的視点から見ても、如実《にょじつ》に健康に影響を与えていることがわかったからです。

私たちは不安、焦り、恐れなどの「不快な刺激」を脳の「扁桃体」に伝えることで、自律神経を乱し、免疫力低下を招いていたのです

「扁桃体」という言葉は聞きなれない人も多いかと思います。

詳しい説明は本文に委《ゆだ》ねますが、記憶を司ることで有名な「海馬《かいば》」のすぐ隣にあり、私たちが日常生活で受けるさまざまな刺激に対して「快」なのか「不快」なのかを判断する役割を担っています。

たとえば、ある部屋に入ったとき、心地よい音楽が流れていたり、いい香りが満ちていたりすると、扁桃体はその刺激を「快」と判断し、自律神経に働きかけて身体をリラックスさせます。しかし、騒音が漏れ聞こえ、いやな臭《にお》いが漂っていたら扁桃体はその刺激を「不快」と判断し、自律神経に働きかけて瞬時に臨戦態勢を整えます。

そして不快な刺激を重ね、臨戦態勢が続くことによって、私たちの免疫力はどんどん低下していってしまうのです。

ですから、周りの生活環境を整えて扁桃体が「快い」と判断する刺激を増やせば、自律神経は常に整い、免疫力も高く健康体でいられるということです。

さらに、扁桃体自体も少々の「不快な刺激」では乱れないよう「強化」すれば、安定して健康を保つことができます。

私たちは日々の生活のなかで、無意識のうちに「脳が不快なこと」を重ねており、健康を維持するための免疫力を低下させています。それがなかなか健康を維持できない主原因です。

その生活習慣をちょっとだけ見直し、扁桃体を「強化」すれば、ある程度の不快な刺激を受けたくらいでは自律神経が乱れたり免疫力が低下したりすることはありません。**身体のケアで免疫力を高めるより、脳を経由して免疫力を高めたほうがはるかに効果的に健康を実現できます。**

「扁桃体を整える生活」こそ、健康になるための最良の方法だったのです。

では、具体的には何をすればいいのか。基本的には、次の三つのポイントを守って「不快なこと」をやめる生活をすることです。

①「皮膚から受ける刺激」を不快にしない

②「目、耳、鼻、口から受ける刺激」を不快にしない

③「腸から受ける刺激」を不快にしない

難しいことはまったくありません。扁桃体が「不快」に感じない生活というのは、「朝、目覚めたら手足を5分間こすり合わせる」「音楽は生演奏を聴く」「常に喉《のど》を潤すことを心がける」など、私たち日本人が本来、大切にしてきた生活習慣ばかりです。

実際に私が担当する患者さんたちにこの扁桃体を整える健康法を取り入れ、指導してみました。**すると驚いたことに、たった1日の診察のみで症状も減り、薬も減量することができるという効果が確認できました。**さらにはがんで人生終わりだと絶望していた患者さんが、1か月ほどの治療と生活習慣の改善を経て**「がんになって、むし**

ろよかった」と言うほどになりました。

私たちは扁桃体を意識したその日から新しい人生がはじまります。

この本を手に取ったあなたは、もしかしたらがんや病気になった方かもしれません。もしかしたら最愛の人が、がんや病気で苦しんでいる方かもしれません。

たくさんの不安を抱えていることでしょう。

でも大丈夫です。扁桃体を整えることで、脳から効果的に、いち早く健康な身体をつくることができます。そして大切な人とともに、健康な生活を送ることができるようになります。

本書を通して、今日から新しい充実した人生を迎えられることに気づくと思います。みなさんが「病気で終わらない人生」を謳歌《おうか》できることを、心から切望いたします。

「脳が不快なこと」をやめれば健康になる　目次

第2章　不安のカギを握るのは、脳に存在する「扁桃体」だった

第3章 三つのセンサーを有効活用し、身体が喜ぶ生活習慣を送る

③腸センサーが喜ぶ生活習慣

第4章 不安をなくして「内側」からさらに健康体になる

装丁　萩原弦一郎（256）
本文DTP　朝日メディアインターナショナル
校閲　梅村このみ
編集　綿谷翔（こはく社）

第1章

健康にとって大事なのは「身体のケア」より「脳のケア」

最先端医療でも一般診療でも、健康になる人の条件はピッタリ同じだった！

「心をおろそかにして、病気と闘ってはいけません！」

病院の中でこんなふうに話しはじめると「また、石川先生のお説教がはじまった」と同僚に笑われます。

「『病は気から』なんて話はいいですから、ちゃんと仕事をしてください！」と後輩からもおしかりを受ける始末です。

外来の患者さんに「前向きな人は病気が治りやすいですから！」などと話していると、「先生、他の患者さんが待っていますから！　手短にお願いしますね！」と看護師さんから注意を受けることもあります。

確かに、病院はスムーズな診療を行い、必要な薬を出して、治療をすることが望まれる空間です。多くの病気は手術や薬がないと治りませんし、病気があるとわかってそのままにしておいたら悪くなる一方です。しかし、病気を効率よく機械的に治療することだけで私たちは本当に健康になれるのでしょうか。

私は東北大学病院の放射線治療科に勤めながら、創業80年になる地域密着の診療所でも診療をしています。その「両極端の現場」から見えてきた、**「健康になるための答え」**があります。その話をする前に、まずは少しだけ私の紹介をいたしましょう。

世界初を記録した「がん治療センター」では、何をしているのか？

東北大学病院放射線治療科では、がんの治療を主に行っています。ただし、一般的な「抗がん剤」や手術による治療ではなく、放射線による治療です。しかも、さらに放射線治療のなかでも珍しい**「陽子線治療」という最先端のがん治療の専門家として**積極的に携わっています。

陽子線治療は放射線治療の欠点をカバーした理想的な治療として２０１８年現在、全国で14施設が稼働しています。

設備が大掛かりなことが特徴で、陽子線治療施設を一つ造るためには50億〜100億円近い資金が必要になります。そのため、治療が行える施設の数が極端に少なく、専門の医師は日本で40〜50人ほどしかおりません。

そのなかでも私は、東北大学病院放射線治療科だけではなく、民間病院として世界で初めて陽子線治療後専用の装置を導入し、**年間最多の症例数を誇る南東北がん陽子線治療センターでも陽子線治療の専門家として、がんの治療に携わっています。**

医師は日本全体で30万人ほどおりますので、医師全体から見れば0・01%程度の存在といったところでしょうか。大都市で数人、1県に1人いるかいないかと書くほうがわかりやすいかもしれません。

陽子線治療は健康保険が適用とされなかった時代が長く、一回あたりの治療費用が約300万円と高額の治療でした。

しかし、2016年には小児がん、2018年からは前立腺がんなどに対しても健康保険が適用できるようになり、誰でも受けられる治療となりつつあります。**近年で**

は、最も注目を集めている最先端がん治療法といって間違いないでしょう。

最先端治療法ということもあり、長いあいだ約１回300万円ほどかかる治療でしたが、そのぶん患者さんは真剣そのもの。その命を預かり、今も年間でおよそ100人の方々と密に関わりながら治療を行っています。

ちなみに、少々横道にはそれますが、陽子線治療について少しだけ説明いたしましょう。

陽子線治療の特徴的な性質としてはメディアなどでも取り上げられるようになっておりますが、**陽子線の「ビーム」を体の中の好きな深さで止めることができるということです。**

陽子線治療はブラッグピークという特性を利用しているのですが、簡単にいうと、**従来の放射線治療よりもさらにピンポイントでがん治療を行うことができる、ということです。**今まで治療がしにくかった病気に対する新しい治療法なのです。

全国から注目を集める治療ですので、私の患者さんも、北海道から鹿児島・沖縄まで全国から足を運んでくださり、なかには海外からの患者さんも珍しくありません。

がんが皮膚から10〜15cmにある場合の放射線量の違い

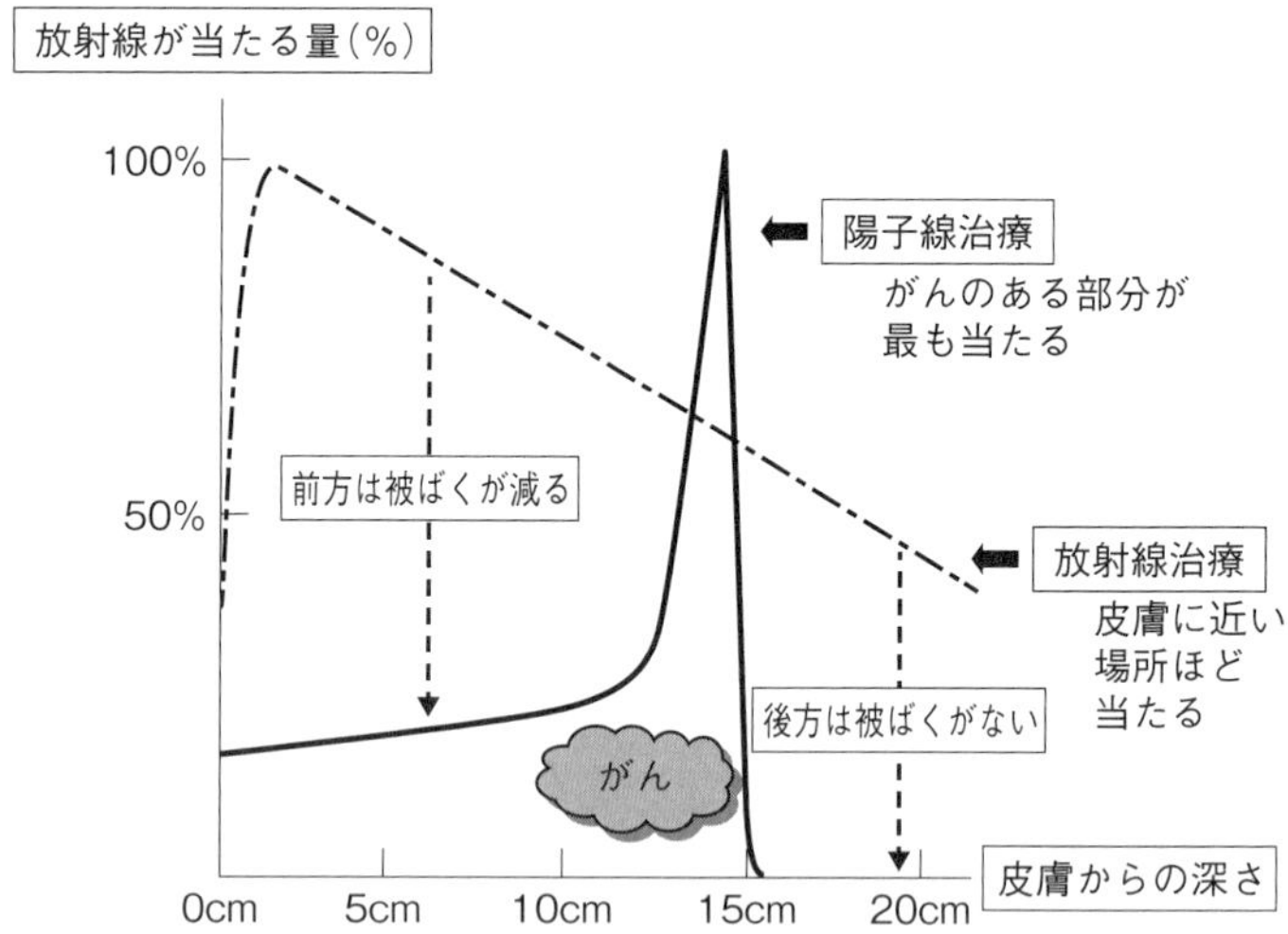

幅広い患者さんを治療しています。

300円から300万円まで幅広い治療でわかった健康の共通点

一方、**私の実家は創業80年以上続く診療所**でもあり、そこでは地域の方々が毎日たくさん訪れます。風邪や体調不良、そして健康相談までさまざまな状態の方と接しています。

極端にいえば、300円の治療から300万円の治療まで、健康の最先端の現場から一般診療まで、両方の現場と実情をずっと見てきました。最先端の陽子線治療と同時に、一般の診療所の医師としても同時に勤めているのは、**日本でも私一人しかいない稀有《けう》な存在**だと自負しております。

だからこそ、がんという「死」と隣り合わせの病気から、日々の体調管理、風邪や病気の予防まで診《み》つづけることによって、気づいたことがあります。

それは、**どちらの患者においても、健康になる人と健康にならない人の条件は同じ、ということです。**

これは、私自身も気づいたときには驚きました。しかし、一方で深く納得できるものでした。なぜなら、やはり健康になるために必要なことは、誰にとっても同じであり、極めてシンプルなものだったからです。

病気のない生活は、もうやめてください

「最先端」の大学病院ではありとあらゆる臓器に対して１０００人を超えるがん治療を行い、民間病院の「現場」でも数多くの患者さんを診てきました。一人でも多くの患者さんを治してあげたい、少しでも多くの病気をなくしたいと思って毎日治療しています。

しかし、たくさんの患者さんと関わっていくなかで、どうしても超えられない問題がありました。**それは、注射を打っても薬を飲んでも、患者さんが健康な暮らしを実感していないということです。**いい病院で検査を受け、いい病院で治療をしても、健康になったと思えない人がとても多いのです。

その原因を考えたとき、私は健康に対する「ある誤解」があることに気づきました。**それは、「病気のない生活が健康である」と錯覚していることです。**

これは医師の私からすると、大きな誤解です。

健康法、健康食品、サプリメントなど病気や健康に関する情報はとてもたくさんあります。医師である私もひとたび本屋に行って健康コーナーに立ち寄ると、頭がくらくらしてしまうほどです。さらに、インターネットを使って情報を探そうとしたら、マウスをクリックするごとに出てくる情報に押しつぶされてしまいそうです。

この本を書くにあたって国内外のさまざまな健康の情報に目を通してみました。

「脳卒中を予防する方法」

「肺がんになったらどうするか?」

「心筋梗塞《こうそく》を防ぐ食事」

多岐にわたって細かい情報がありました。確かにいい情報はたくさんあります。しかし、**どれもみな「病気のない生活が健康である」という前提のもとに書かれています。**さまざまな病気への対策が書かれているだけで、健康とはどういう状態であるかというところまで踏み込んでいるものはありません。

このような状況ですので、みなさんが病気のない生活が健康であると思っていたとしても仕方がないことです。

「1匹のアリ」で象の大群に挑んではいけない

ある調査によりますと、私たちが幸せを考えるときに最も重視することは「健康であるかどうか」とあるのですが、「健康」について何が問題になるかに関する調査では「病気がないこと」と答えた人は少なかったそうです。多くの人が、「体力の衰え」や「ストレス」を健康の問題として挙げていました。

つまり、「体力の衰え」や「ストレス」といった健康の問題を抱える人は、たとえ病気がなかったとしても、健康を実感できないものなのです。

「健康＝病気のない生活」であると思い込んだまま、病気さえなければいいと思っているのは危険です。この「思い込み」が私たちの健康に大きく左右しており、本当に健康になるためには、まずこの思い込みを捨てなければなりません。

健康になりたいのであればまず、「病気のない生活が健康である」という誤った思いを捨て去ることなのです。

病気はあるものなのに、それをなくそうとすることは、1匹のアリで象の大群に挑むようなもので不可能です。勝とうとするほど、できないことのストレスに冒されつづけてしまいます。病気を完全に排除しようと思うのではなく、病気を上手にいなしながら、健康な身体になればいいのです。

私がそれを実感したのは、医者としてもう一つの「顔」を持っているからです。

健康か病気かは、たった二つの「環境」で決まる

一生にわたっての健康を実践するときに、具体的にどのようなことに目を向ければよいのでしょうか。

じつは、健康を実践するうえで大切なことは二つしかありません。

①身体の「外側の環境」
②身体の「内側の環境」

この二つの環境に目を向けることです。

身体は想像以上に「外側の刺激」にさらされている

まず、①の「外側の環境」について説明します。

私たちは生まれてから死ぬまで身体の外側からの刺激との戦いにさらされています。外側からの刺激とは、空気に含まれる有害物質であったり、季節の急な変化であったり、たばこの煙などです。これは意外と想像しやすい部類でしょう。

しかし、一見すると身体に害を及ぼしそうでないものも、じつは外側からの刺激となります。**代表的なものとしては「酸素」などが挙げられます。**酸素は私たちの周りにたくさんありますが、高い濃度の酸素などは有害な影響を及ぼす原因の一つです。

さらに、食事や薬でさえも身体の外から入ってくる「外側からの刺激」であるととらえることができます。

つまり、**生活するうえで身体に刺激を与えている、ありとあらゆるものが「外側の刺激」といえます。**私たちはこの外側の刺激から影響を受けないようにして身体を大事にしていかないといけません。

人間の身体はもろく、はかないものです。ひとたび自然が大きな災害を起こすと生命の危機にさらされてしまいます。ウイルスや細菌といった微生物が一度身体の中に入ってしまうとたちまち深刻な状態となります。

「ホメオスターシス」は内側の健康を左右する最重要事項

次に、②の身体の「内側の環境」とはいったいなんなのでしょうか。

医学用語、とくに生理学と呼ばれる分野の言葉に「ホメオスターシス（ホメオスタシス）」というものがあります。**身体のバランスを常に一定に保つこと、「恒常性の維持」をすることを指す言葉です。**

あまり馴染《なじ》みのない言葉ですが、このホメオスターシスが維持できていることが身体の内側の環境を維持することになります。「身体を大事に」を実践するためにもホメオスターシスが維持されることは重要です。

「自然は変化を好まない」という言葉がありますが、私たちの身体も「変化」がとても嫌いです。苦手といってもいいかもしれません。身体になんらかの「変化」が起きてしまうと、とたんにホメオスターシスが崩れてしまうからです。

ホメオスターシスが崩れてしまうと、どのようなことになるのでしょうか。

ホメオスターシスが崩れ、内側の環境が乱れてしまうと身体は外側からの刺激に対しての守りが甘くなります。つまり、免疫力が低下するということです。

内側の守りが甘くなると外側の環境による影響を簡単に受けてしまいます。ふだんは問題ないような刺激であっても、簡単に身体が傷ついてしまうことになりかねません。

外側と内側の環境をまとめると、次のようになります。

①身体の外側の環境……生活するうえで身体に刺激を与えるものすべて
②身体の内側の環境……健康を維持するホメオスターシス

一生ものの健康を実践するためには、身体の外側と内側の環境に目を向け、身体が絶えず外側の刺激に傷つけられないようにすること、また、内側の環境を乱さず維持していく必要があるのです。

健康を阻害する最大要因は「不安イメージ」である

「外側と内側の環境」に目を向けることが健康になるための基本です。実際に外側の環境が安定していれば私たちの身体も負担がかかりませんし、内面が乱されない生活をすることができれば内側からも健康になれます。

外側の環境と内側の環境、それぞれをちゃんと整えてあげれば、健康は自然と手に入ります。

とくに気をつけなければいけないのは、「外側の環境」です。**なぜなら、外側からもたらされる「ある感覚」が、内側の環境にまで影響を与え、私たちの健康を大きく阻害しているからです。**

東日本大震災で体調不良になった人が、なぜアメリカでもいたのか？

私はもともとこの「**ある感覚**」について、それほど重要なものだと思っていませんでした。しかし、世界中を震撼《しんかん》させた出来事によって深く考えるようになりました。

2011年3月11日、東日本大震災が発生しました。未曾有《みぞう》の被害をもたらした震災直後に起こった福島第一原発事故。当時、私は原発事故後の市民相談のアドバイザーとして宮城県庁に派遣されました。健康面の相談が多数寄せられていました。

相談のなかには、「原発事故のあとに降った雪が口の中に入って体調が悪くなった」「頭痛が増えたのは被ばくしたからではないか」「持病の動悸《どうき》がぶり返してきた」などといったものが多数ありました。原発から80㎞以上離れた宮城県でも頭痛や動悸といった症状を感じた人がいたのです。

しかし、いずれの方も実際には放射線による急性被ばくの症状ではありませんでした。さらに興味深いことに、原発事故のニュースは海外を駆け巡りましたので、**アメ**

リカなどでも同じように体調不良を訴えた人がいたそうです。

驚くべきことだと思いませんか。

実際には放射線による影響を受けていない人たちが、同じ出来事をきっかけに遠く離れた場所で同じような症状を訴えたのです。

では、この症状を引き起こした「ある感覚」とは、いったいなんでしょうか。

最先端医療も一般診療も、出した答えは奇しくも同じ

「ある感覚」とは、原発事故に対する「不安や恐れ」だったのです。強い不安や恐れを感じたことによって、身体に影響が出てしまったのです。

健康になるためには、外側から受ける「不安」や「恐れ」などの感覚と上手に付き合っていかなければいけない、それを明確に指し示しています。

「不安や恐れがよくない」と言うと、「なんだ、そんなことか！」と思われるかもしれません。しかし、これは私にとっては非常に重大な発見でした。

くり返すようですが、私は全国でも数少ない最先端医療で病魔に立ち向かいながら、地元密着の一般診療で「風邪」や「体調不良」の人たちを治療する医者です。その貴重な経験をしながら、私たちの健康にとって何が一番重要か、日夜考えていました。

その答えは、最先端の研究から導き出される専門的な対処法なのか、もしくは一般診療で垣間見られる病気の予防法なのか。そう予想していました。

しかし、その両方から導き出された答えは、奇しくも同じだったのです。

外側の環境からもたらされる不安や恐れ、心配などを総称して本書では「**不安イメージ**」と呼ぶことにしますが、**この「不安イメージ」が私たちの健康を邪魔する最大の要因だったのです。**

「病は気から」と言いますが、それは言葉以上に、その通りでした。しかも、これは精神的な話ではなく、最先端の領域を見ていたからこそ、より密接に健康との関係、つまり健康にどれほどの影響を与えるかということが見えてきたのです。

ここではまず、決して精神的な話で不安イメージが「よくない」と言っているわけではないとだけ、ご理解ください。

私たちは「病名」をもらった瞬間に「病気」になる

先ほどは原発事故という社会的な問題を例にしましたが、身近なところで「不安イメージ」によって健康が阻害されている例はたくさんあります。

たとえば、わかりやすいのは病院で行われている会話のやり取りです。

こんな状況をイメージしてみてください。

外来に88歳のおばあさんがやって来て言いました。

「両膝《ひざ》が痛くて困っている。湿布をもらえませんか?」

ごくごく普通のおばあさんで、何年も前から膝痛がある人です。加齢が原因の病気で、湿布を処方しました。

付き添いの方に病名はなんですかと聞かれたときに、

「変形性膝関節症が最も疑われます」

そう説明したところ、そばで聞いていたおばあさんから、

「なんだか難しい病気になってしまったのかい？」

と聞き返されたことがあります。私の説明の仕方が悪かったのですが、不用意に病名を説明したために患者さんが病名を気にしてしまったのです。

この「病名」というものが外側から生まれた「不安イメージ」となります。「病名」はもともと医療を仕事としている人たちの専門用語の一つであり、どのようなものであるかということは一般の方にはわかりにくいものです。

とくに、知らない「病名」や怖そうな印象がある「病名」に出合うと、よりいっそう強い不安イメージを抱き、内側の環境（＝ホメオスターシス）が明らかに悪化する

のです。

患者さんは「病名」をもらった瞬間から「病気」になります。

88歳のおばあさんもどんどん元気がなくなっていきました。私たちは知らず知らずのうちに、外側からもたらされる「病名」によって身体に負担をかけてしまっているのです。

がんよりも風邪のほうがつらい理由

次の会話はどうでしょうか。

Aさん「Cさんが、がんになったらしいよ」
Bさん「え？　あのCさん？　昨日一緒に飲みに行ったけど、めちゃめちゃ元気だったよ！」
Aさん「そうそう、同期の中でも一番元気なのに。怖いよね」

普通に生活をしている元気なCさんが、がんと診断された暗い話のように感じる方がほとんどではないかと思います。しかし、別の見方をしてみましょう。Cさんはがんを患っていたようですが「お酒を飲みに行けるほど元気であった」ようです。

実際に、病院でがんと「病名」がつけられても、まったく自覚症状がない方がたくさんいます。がんがあることをのぞけば、医学的には健康そのものです。

早期がんは基本的に無症状です。進行がんも、生活に支障をきたすほどの症状の方は意外と少ないものです。**「がんよりも風邪を引いたときのほうがつらい」とおっしゃっていた患者さんもいたほどです。**たとえ、がんであると告げられたからといって、身体が急におかしくなるというわけではないのです。

怪我《けが》など急な状況を除いて、**多くの病気は、診断がついて「病名」をもらう以前から身体の中にあります。**見つかっていない病気に対して私たちはイメージすることはできません。しかし、ひとたび病名をいただいてしまうと、さまざまなことをイメージしてしまいがちです。

「仮想環境」で身体に負担をかけすぎてはいけない

とくに病気でもなんでもないのに、ふだんのちょっとした生活のなかでも、体に負担をかけてしまうことがあります。

たとえば、次のようなシーンを想像してみてください。

「明日の会議のプレゼンテーションを失敗したらどうしよう……」

「試験に落ちたらまずい……」

いま、実際に会議中でも試験中でもないのに焦ったり、トイレに何回も行ったりという経験が、一度くらいあるのではないでしょうか。

他者から刺激されたわけではないのに、自分の頭の中の不安イメージによって身体が影響を受けてしまうことがあります。**これが不安イメージの怖さです。**自分がイメージしてつくり出した「仮想環境」によって、外側の環境から刺激を受けたような状態をつくり出してしまうのです。

病名のように他者から与えられた情報や、自らがつくり出した想像によって生まれた不安イメージが身体に負担をかけます。

私たちは決して医学的に不健康とはいえない状況でも、不安イメージを持ってしまうことで、ふだんの健康を正常に保てなくなってしまうのです。

「扁桃体」が乱れると免疫力は低下する

病気はとても怖いものです。

毎日の健康な生活が奪われてしまう怖さや、身体に苦痛があるかもしれないことは考えるだけで嫌なものです。その他にも検査や治療による痛みや苦痛が、不安を感じる原因になります。いま、病気に悩まされている人や入院している人ならなおさらでしょう。

7000人ほどの患者さんを対象としたアンケートがあります。このアンケートでは、病気に対する不安が悩み全体の半数を占めたという結果が出ています。実際の診療の現場においても、診療や治療に対する恐れから不安を感じ、体調を崩す人がたくさんいます。

これはまさに「病は気から」という現象ですが、決して精神論ではないことはすでに述べた通りです。不安イメージを抱くことによって、身体の一部が反応し、それが身体に影響を与えている、ということが最新の研究でわかってきました。

より具体的にいうなら、**不安イメージを抱くことで、「脳の一部」が乱され、その影響で自律神経の乱れや免疫力低下などの、健康に直結する不調を引き起こしている、ということがわかったのです。**

今までの医学では、なぜ「病は気から」なのか、正確なところはわかっていませんでした。しかし、それが「脳の一部」に注目することで明らかになってきたのです。

この「脳の一部」というのが**「扁桃体《へんとうたい》」と呼ばれる部分**です。

扁桃体は自律神経や免疫力に影響を与えるという、私たちの健康にとって極めて重要な働きをしていることがわかっています。**その扁桃体が、不安イメージによって乱されてしまうことで、その「信号」が全身に伝わり、不調が起こっていたのです。**

これは極めて大きな発見です！

なぜなら、メカニズムがわかってきたということは、**これまで何百年と、漠然としか対応できなかった「不安イメージ」というものに対して生物学的・医学的アプローチから「対処法」を立てることが可能となった、ということを意味するからです。**

これにより、病気にならないばかりか、病気になっても恐れる必要がない生活を送ることまで可能になったのです。

その対処法は第３章以降で詳しくお伝えしますが、とにかく、

①私たちがふだん何気なく抱いている「不安イメージ」というものが、人知れず重大な病気を引き起こしていた「黒幕」であったこと
②外側の環境で生じる「不安イメージ」が、内側の環境（＝ホメオスタシス）に重大な影響を与えていたこと

この二つのトピックは、ぜひ押さえておきたいポイントです。

病気に勝とうとすると、健康状態はどんどん悪くなる

「先生、今回の病気には絶対に打ち勝ちたいと思います。頑張りますのでよろしくお願いします！」

患者さんからこのような言葉をいただくことがあります。

「そうですね、頑張りましょう！」

そう答えるのが普通かもしれません。しかし、私の場合は「そんなに気合いを入れるのはやめましょう」と答えることにしています。なぜならそれが不安イメージとの正しい付き合い方だからです。

「そんなに気合いを入れるな！」と言うと患者さんとしては拍子抜けしてしまうところでしょうが、**私は「病気に勝つ」という考え方が健康に悪い影響があると考えています。**

実際に私の外来を受診したＡさんの話をしましょう。

58歳のAさんは、もともと体力にも自信がある方で、今までもとくに病気という病気は経験してきませんでした。このところ食事をすると胸焼けが起きることを自覚しており、なんとなく食事の通りが悪いような感覚がありました。薬でも処方してもらおうと、仕事の合間に近くのクリニックを受診してみたところ、精密検査が必要という予想外の展開となってしまったそうです。

急いで、近くの病院を受診して検査の予約をし、1か月ほどかけてCT検査、内視鏡検査などさまざまな検査をしました。

「残念ながら食道がんです。ステージⅣの状態です」

突然の宣告に頭が真っ白になったそうです。

「まさか、自分ががんになるなんて」

「先生、早く手術をして治してください」

もともと、負けず嫌いな性格であるというAさん。「必ず克服してやる！」と、ふつふつと湧き上がってくるものがあったようです。

しかし、次の瞬間に思いもよらない言葉が返ってきました。

「病気が進行しているために手術は難しいですね」

頭をバットで殴られたような、言葉では言い表すことができない衝撃があったそうです。「手術ができない、病気に勝てない」という事実に直面し、今まで経験したことのないような敗北感に襲われたからです。

その後の説明はまったく覚えておらず、それから毎日のように夜も眠れず、食事もとれないといった状況が続いたそうです。

私たちは普段の生活のなかでの「勝ち負け」に身体が慣れていません。

確かに、プロスポーツ選手やオリンピック選手などのように勝ち負けを追求しなければならない職業もあります。しかし勝ち負けにこだわる世界ではスポットライトが当たるのはほんの一部の人だけで、大多数は敗北を味わいつづける厳しい世界です。このように「勝ち負け」とはもともと特殊な環境の人のためにある言葉なのです。

普段は勝ち負けを気にせずに生活していても「病名」をもらってしまうと様子が変わってしまう人が多くいます。**いつの間にか、勝ちを目指さなければならないという気持ちになるからです。**自分が勝ちを気にしないようにしていたとしても、周りから、「病気になんか負けるな！」と叱咤《しった》激励されます。この叱咤激励が、本人を苦しめます。病名を敵としてとらえる考え方は不安イメージとの正しい付き合い方ではありません。

多くの人は不安イメージと戦って苦しみます。

みなさんは病気を治そうと意識しすぎていないでしょうか。**病気に勝とうとする意識を捨てて、不安イメージとの戦いを一刻も早くやめなければなりません。**不安イメージとの戦いをやめることで扁桃体の乱れを防ぎ、外側の環境に左右されない生活を送る必要があります。

病気は身体に「優しい」ものだと心得なさい

東洋医学では、喜び・怒り・憂い・思い・悲しみ・恐れ・驚きといった心の変化を「七情《しちじょう》」と呼んでいます。喜びや怒りといった感情は、身体の外側で起こることを見たり、聞いたり、感じることによって起きる反応で、**不安イメージに対する反応そのものです。感情が強い状態が長く続くと病気になるとされます。**

また、西洋医学では、不安イメージに対する反応を「ストレス」と呼んでおります。ストレスを受けるとイライラし、気分が落ち込み病気になることが知られています。洋の東西を問わずに、不安イメージに対する「不安や恐れ」といった感情の変化が体調を崩すという立場は同じです。

私は、現代人の抱える病気の多くが、じつは身体にすぐには害のない「身体に優しいものである」と考えています。しかしながら、実際の現場では、病気はそれほど深刻ではないにもかかわらず病状がよくない人もいれば、病気の状況のわりに穏やかに過ごされている人も多くいます。

これもすべて不安イメージに対して不安を抱いている人と、不安を抱いていない人の差だったといえます。不安に関して、単なる心の話となってしまうと非科学的な印象を受ける方もおられると思いますが、じつは不安がさまざまな身体症状を引き起こすことは科学的にも証明されています。

信じるか信じないかで、薬の効果は段違い

「プラセボ効果（プラシーボ効果）」というものがあります。

偽薬効果とも呼ばれたりしますが、たとえば、乳糖を固めた偽薬を飲んだり生理食塩水といったほとんど作用がない注射をしても、薬の効果があると信じている患者にとっては、症状の改善効果が認められるというものです。プラセボ効果を専門に研究している方も多く、科学的にも証明されています。

この効果には逆のパターンもあります。

それは、**「ノセボ効果（ノーシーボ効果）」**と呼ばれます。ノセボ効果は、偽薬を飲ませると同時に副作用の説明をしたときに起きます。本当は起こるはずのない副作用が、説明された通りに起きてしまうという不思議な現象です。「頭が痛くなるかもしれない薬です」と説明されたニセの薬を飲むと、一定数の人が頭痛になってしまうのです。これは、薬以外でも同様の効果を示します。初めて受ける治療や検査の場合に説明がつかないような症状を訴える方がいることが知られています。

たとえば、高脂血症の治療薬を使った研究があります。

まず、実際の薬を飲んだか、偽物の薬を飲んだかわからない状態で副作用の頻度を調べたそうです。**その結果、実際の薬を飲んだグループもニセの薬を飲んだグループも副作用が起きた頻度は同じであったそうです。**

しかし、患者さんに本物の薬を飲ませたかニセの薬を飲ませたかを告げて検討したところ、本物の薬を飲んだグループで副作用の頻度が１・２６％であったのに対して、ニセの薬を飲んだと伝えたグループでは副作用の頻度が１・００％と、明らかに低くなったのです。

病気は健康を奪わない

このように、不安イメージが強い人は、実際に起こっていないさまざまな身体反応を起こしてしまいます。

くり返し述べますが、**病気は身体に優しいもの**です。

そもそも病気や体調の乱れは、身体が回復する過程として出る場合が多くあります。たとえば「風邪」になると熱が出たりしますが、それはウイルスを倒すために反応している状態です。**私たちが感じるだるさも、熱も、すべて身体の調子を整えるための反応です。**

しかし、「病気が身体の健康を奪おうとしている」と考えてしまうと、本来、身体に優しい病気に対して、不安や恐れといった感情を結び付けてしまいます。**そして不安イメージを抱くことで、扁桃体と健康は大きく乱れてしまいます。**

健康でいたければ、本来、身体に優しい病気に対して、決して不安や恐れは抱かずに扁桃体を整えておかなければいけないのです。

「不安イメージ」を制する人は健康を制する

誰もが健康で長生きをするために、病気なんてなくなってほしいと願っています。

しかし、毎日、たくさんの患者さんの診療を行うなかで、一つの残酷な結論に達しました。

それは、**「病気は永遠になくならない」**ということです。

突然こんなことを言ってしまうと、多くの方からお叱りを受けるかもしれません。

確かに個々の病気をみてみると、今は見かけなくなった病気もたくさんあります。

少し古い時代を扱った小説や映画では、必ずといっていいほど「結核」を患う若い男性や女性が登場しストーリーに深みを出します。昭和の初期ごろまでは不治の病の代表は「結核」でした。幸いにして、栄養状態の改善や抗生物質の登場などによって今ではあまり見かけなくなりました。

また、それほど有名ではありませんが「日本住血吸虫症《にほんじゅうけつきゅうちゅうしょう》」という病気があります。九州の筑後川流域などの風土病で、ミヤイリガイという貝に寄生した寄生虫が重い肝臓病の原因となっていました。行政や大学がミヤイリガイを駆除したところ発症する人がいなくなったそうです。

これは病気が撲滅されたと表現していい例かもしれません。このような成功例から考えると「病気をなくす」ことも可能なのではないかと思えます。

積極的に医療を受けると、早死にする

しかし、**病気は減っているようで減っていません。**

確かに、「病気の新しい予防方法が発見されたようだ」とか「健康長寿の法則が科学的に解明されつつある」といった内容の記事を紙面やインターネットで見ることがあると思います。たとえば、「ｉＰＳ細胞の作製に成功し、再生医療への応用が期待

されている」といったニュースなどは記憶に新しいことです。

しかし、このような華やかな技術の裏で、常に意識しておかなければならないことがあります。病気に対する新しい治療法や研究が進んでも、「病気がなくなった！」という言葉を聞くことがないという事実です。

死につながる病気をなくしたいとして、さまざまな研究が行われています。一つひとつの病気は少しずつ解明されていきますが、一つの病気を克服したと思っても、次に出てくる別の病気に苦しむというメカニズムは解決できていません。

医療技術が進んだことが、逆に私たちを苦しめる場合もあります。

フィンランドで行われた調査において、**とくに症状のない患者に対して検査などの医療が介入することは、かえって健康によくないのではないかと報告されたのです。**管理職の人を対象に、医療を積極的に行うグループと自主性に任せるグループに分けたところ、**積極的に医療を行ったグループのほうが統計学的にも死亡数が多かったそうです。**

検査や医療の介入が多いということは無症状の状態でたくさんの検査が行われ、無症状の「病名」がたくさん見つかり、投薬などが行われた可能性があります。「病名」がたくさんついてしまう状況をつくってしまうことは好ましくありません。病気に対して不安イメージが膨らむ機会が増えてしまいます。

扁桃体を活用して、病気になっても健康でいられる身体になる

強調させていただきますが、私たちの多くは病気で死を迎えます。

そして、死を克服できない限り病気はなくならないという厳しい現実があります。病気がなくならないというのは厳しくもありますが、誰でもが何かしらの病気になると言い換えることもできます。決して「病気になるのをあきらめろ」と言いたいわけではありません。

「病気=即、不健康」と考えるのではなく、病気にかかりながらも健康を維持していくことが大切であり、また、そうした人ほど実際により早く病気を治すことができる、ということを伝えたいのです。

最先端の医療で接する患者さんと、地元密着の診療所で接する患者さんは、異なっ

た症状を持って来院されます。しかし、病気がよくなる人と悪化する人は、どちらも同じでした。

悪化する人は病気自体の症状に苦しむ以上に、「病気になった自分」という不安イメージが扁桃体を乱すことによって健康を阻害し、苦しんでいたのです。

そしてそれは、ただ精神的なレベルの話ではなく、脳の一部である「扁桃体」が関わっていることがわかりました。私たちの健康は、この「扁桃体」が握っているといっても過言ではありません。

もし私が放射線治療か一般診療のどちらかにしか携わっていなければ、この重大な事実には決して気づくことはなかったでしょう。そもそも、両方の患者さんと向き合いつづけていなければ、どの患者さんも不安イメージによって健康が左右されていることに、気づくことができませんでした。

また、仮になんらかのきっかけで不安イメージに着目したとしても、それを生物学的に裏づけする「扁桃体」にたどり着くことはできなかったでしょう。**なぜなら扁桃体は脳の深部にあり、医師といえども、誰でも気軽に研究できる分野ではないからです。幸運にも私は、陽子線や放射線の被ばくによる副作用の研究を通して「扁桃体」**

を研究できる立場にあり、過去には扁桃体に関する報告も行っていました。
この二つの立場があったからこそ「扁桃体」の重要性をこうしてお伝えできるのです。

次の第2章では、扁桃体の機能や役割を紹介し、私たちの健康と、どう密接に関わっているのか、最新の知見をお伝えいたします。扁桃体を理解することが、健康を十分に理解することにつながります。

そして扁桃体の役割を理解したら、第3章と第4章を通して、扁桃体を「整え」、「強化」する方法や生活習慣について紹介します。扁桃体を整える方法は、私たちがこれまでも実践してきたはずの、「ごくありふれた」ことばかりです。**生物学的・医学的な知見に沿った健康法は、本来、難しいものや特異なものであるはずがありません。**私たちが日常で可能なことばかりです。

これを実践し、扁桃体を整えることで、不安イメージに左右されない身体を生み出すとともに、不安イメージそのものを大きく軽減させることができます。

それが結果的に、私たちが最も健康になるための、最良の健康法なのです。

第2章

不安のカギを握るのは、脳に存在する「扁桃体」だった

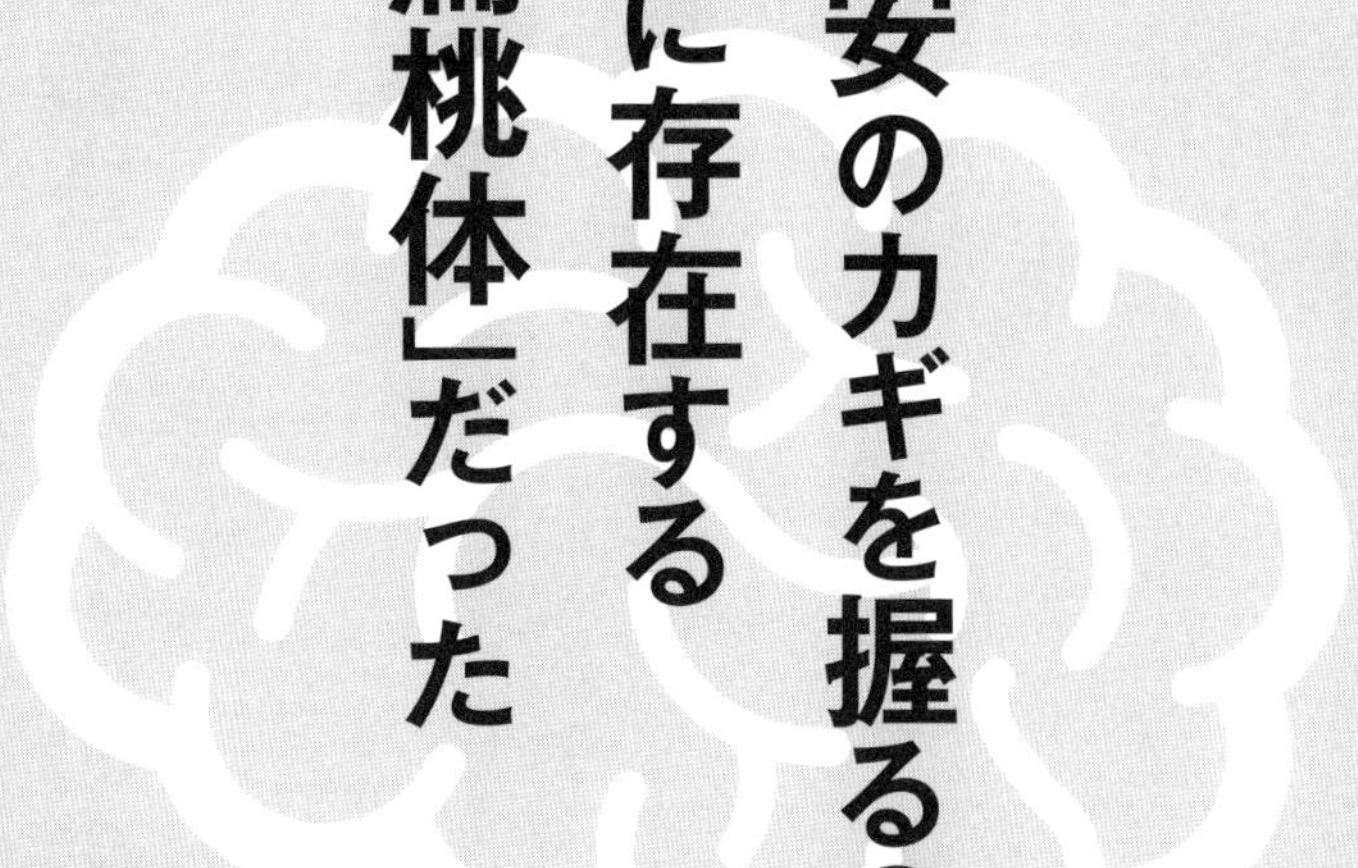

扁桃体は不安に惑わされないための重要なカギ

不安イメージが身体によくないと思いながらも、どのようにするのが正しい対応なのか、じつのところ私はよくわかっていませんでした。なぜなら、メンタルの問題だととらえてしまう部分が、私にも少なからずあったからです。

担当の患者さんに対しても抗不安薬や睡眠導入剤を「型通り」に処方していた時期がありました。生活のアドバイスとして、リラックスする体操をすすめたほうがいいのか、などと迷走していた時期もありました。

そんな私でしたが、ストレスに関する海外の論文を集めた本を手に取って読んでいたとき、「ついに見つけた！」と思わず叫んでしまうほどの運命的な出会いがありました。それが私と**「扁桃体《へんとうたい》」**との、初めての出会いでした。

本章では、そんな扁桃体の仕組みや、健康にどう影響を及ぼすのか、そのメカニズムをご紹介いたします。

なぜ、扁桃体に注目することがこれほど画期的なことなのか？

扁桃体といっても、ほとんどの人にとってはまったく馴染《なじ》みがないと思いますが、**私たちの脳の中で「不安や恐れ」に関わる重要な部分です。**

私は扁桃体の記述を見つけたのを機に、関連書籍を読みあさり、**最先端の陽子線治療でもメジャーな「海馬《かいば》」ではなく「扁桃体」にことさら注目しつづける変人医師となったのです。**

その積み重ねの結果、長年悩まされてきた不安イメージに対する問題が、じつは扁桃体によって起こされている**生物学的な現象**であることに気がついたのです。

「病は気から生じます。心の不安が原因です」

こう書くと、どうしても個人個人の気持ちの問題の話となり、精神論に向かいがちです。しかし、不安イメージに対する「不安や恐れ」の問題が「扁桃体の作用する生物学的な反応」ということになれば話はまったく別次元になります。**なぜなら生物学的な問題であれば対応策を考えることができるからです。**

私たちを悩ませている不安イメージに対して扁桃体という視点からアプローチすれば、健康に対して大いなる解決をすることができたのです。

この扁桃体からのアプローチを知り、さまざまな習慣を取り入れることで、病気になっても恐れず、病気という不安イメージに脅かされない生活ができます。それがひいては病気になりにくく、ずっと健康でいられる最大の秘訣《ひけつ》であり、誰でも実践できるシンプルな健康法です。

私たちを悩ます「不安や恐れ」の正体が扁桃体のつくり出す自然現象の一つであると自覚すると、**すべての生活において、今まで見えてこなかった健康の感覚が芽生えてくるのです。**

不安イメージで扁桃体を過敏にしてはいけない

私たちが元気に暮らしていくことの邪魔をしているのは不安イメージですが、そのカギを握る扁桃体とはいったい何者なのでしょうか。

扁桃体はとても変わった脳の部分として有名です。

最近では、さまざまな分野で研究が行われるようになりました。扁桃体は脳の中に二つ存在し、右と左に1か所ずつ、脳の中心から見るとやや前方の、わりと深い場所にあります。その大きさは1・5㎝ほどですのでとても小さな部分といえます。

「扁桃」とはみなさんがよく口にする「アーモンド」の別名です。

アーモンドのような形をしていたためにこの名前がついたそうです。風邪を引いたときに喉《のど》が痛くなり「扁桃腺がはれています」と言われたことはないでしょうか。

脳の中における扁桃体の位置

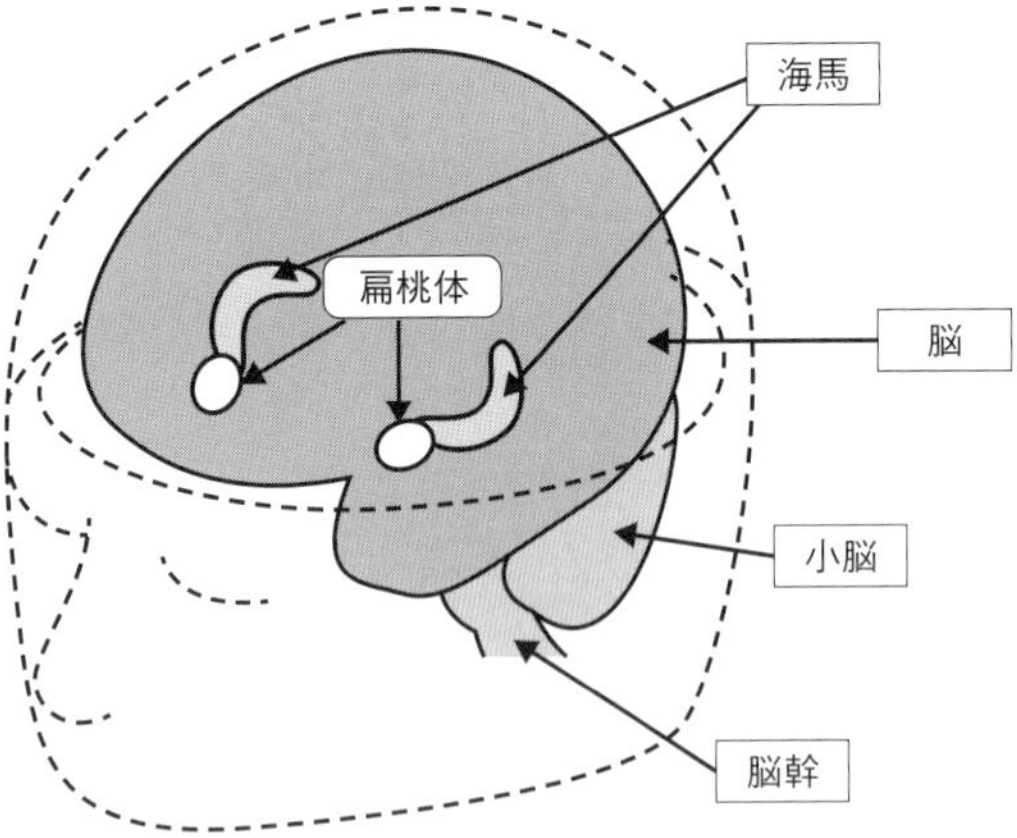

このときの扁桃とは違いますが、じつは扁桃腺も、アーモンドに似た形をしていますので、とりあえずは扁桃腺のような形のものが頭の中にもあると思っておいてください。

「天敵のヘビ」を口に運んだサルとはいったい？

私たちは毎日たくさんのことを覚えながら生活しています。脳はさまざまなことをそのまま記憶することができます。完璧《かんぺき》にすべてを覚えておくことは難しいこともありますが、生きていくうえであまり必要ではない数学の公式や英単語などもトレーニングをすると完璧に覚えることもできます。

でも、「怖いことの記憶」に関しては少し違います。私たちの脳は怖いと感じた出来事があったとき、その出来事の「詳しい内容」をずっと記憶しておくことはできません。**代わりに「怖さ」のイメージを扁桃体でおおまかに記憶しています。**

サルは天敵であるヘビには近寄りません。

ヘビそのものだけでなく、ヘビを思い浮かべるような太くて長いヒモ状のものにも警戒をします。このようなことは私たちも同じです。不意にヘビのような太くて長いヒモが飛んでくると、ヘビに出会ったときのように思わずのけぞってしまいます。これは長いヒモ状のものを見たらヘビかもしれないと怖がるように扁桃体が記憶しているからです。

扁桃体は脳の中の側頭葉と呼ばれる部分の内側にあります。

側頭葉を手術で切り取られてしまったサルを使ってどのような反応があるかが詳しく研究されており、研究者二人の名前をとってクリューバー・ビューシー症候群と名づけられております。**側頭葉とともに扁桃体が切り取られてしまったサルは、恐れに**

対する反応がなくなってしまいます。

恐れがなくなるというのはどのような感覚なのか、なかなか想像しにくいと思いますが、扁桃体の働きが失われてしまうと、いつもは怖くて近寄らないものに対しても、なんのためらいもなく近づいてしまいます。これは怖いものに近づく勇気がわいたのではなく、まったく警戒しなくなってしまったためです。

扁桃体が壊れてしまったサルは、お腹が空いたときに単なる棒切れや生きたネズミなど、さまざまなものを警戒せず口にしたそうです。**さらには生きたヘビまで口に運んでしまったといいます。**

病気が治ったのに健康でない人は「不安メカニズム」が原因

このような恐れの感覚がなくなってしまうという症状は、扁桃体の働きに異常がある「人間」でも報告があり、扁桃体は不安や恐れといった感覚をつくり出すためにとても重要な場所であることがわかっています。

私たちは身体の調子が悪いときや、元気が保てないときに不安を感じます。**その不**

安な気持ちをつくり出している場所が、扁桃体だったのです。病気や健康のことを意識しすぎることで、私たちは自分の頭の中で、さまざまなイメージを過剰に持ってしまいます。**この不安イメージが扁桃体を刺激することで、明確な「不安や恐れ」を生み出してしまいます。**

これが、近年わかってきた**「不安のメカニズム」**なのです。

たとえば、あまり病気になったことがない人は、病気を日常的な出来事ではなく、悪い出来事としてネガティブに考えすぎてしまうことがあります。このことが、病気そのものを漠然とした「不安イメージ」としてしまい、不安感を強くするのです。

残念なことに不安イメージは、具体的でない「イメージ」だからこそ、漠然とした恐怖として扁桃体にいつまでも記憶されます。たとえ実際の病気が排除できたとしても、病気に対する不安イメージはなかなか消えず、いつまでも残っているのです。

病気が治っても健康になれない人が多いのは、このメカニズムが働いているからです。第1章で触れたように、扁桃体は健康を保つうえで重要な、「自律神経」と「免疫力」に大きく関わっているのです。

不安イメージによって扁桃体を過敏にしないこと、乱さないことが、身体を大事にして健康になるために重要なのです。

扁桃体は「判断力」まで鈍くする

扁桃体が乱れると、身体の健康状態を悪化させるだけではなく、さまざまな問題が起きます。たとえば、次のようなことです。

①普段は行わないような判断をして行動する
②冷静さを失って気持ちがいつもとは違う方向へ向いてしまう

あるとき、私のもとに膵《すい》がんの患者さんが紹介されてきました。その方の顔色はとても悪く、食事がまったくできないと訴えていました。家にいては身が持たないのでなんとか入院したいということでした。

もともと症状はなかったそうですが、たまたま撮影した検査で膵がんが見つかったそうです。私も画像を確認しましたが、病巣はとても小さく、深刻な症状が出るような状況ではありませんでした。

しかし話を聞いているうちに、その食生活に驚かされました。聞けば、がんと診断されてから、インターネットや書籍を探し回り、情報を集めては食事を変えていたというのです。

「塩分や肉類はがんに悪いと書いてあったので食べていません。カロリー摂取もがんに悪いので白米も食べないようにしました」
「ゆで野菜だけ食べていました。おいしくないので食事が進みません」
「がんに効果があるという木の皮を煎《せん》じて飲んでいます」

そんな食生活になっていたそうです。その結果、食事がまったくおいしくなくなり、食欲もなくなって、体重はどんどん減っていく一方、という状況でした。

「必要のない症状」で苦しんではいけない

それに呼応するかのように、**病気が診断された直後から、およそ膵がんとは関係のないような頭痛やだるさの症状も加わってきたそうです。**

これは膵がんという病気がつくり出した症状ではありません。

膵がんという病名によって不安イメージが頭の中で膨らみすぎてしまった結果です。**不安イメージが扁桃体を過敏にしています。**

その結果、内側の環境を乱すだけではなく、普段であればしないような選択・行動を取ってしまい（この患者さんの場合は、それまでの食生活を急に変えたことにより）、その環境変化自体が身体にとってのさらなるストレスとなって、本来必要ないはずの症状まで引き起こしてしまっているのです。

なぜ今、扁桃体が注目を浴びはじめたのか？

人における扁桃体の研究は決して簡単なものではありません。しかし、最先端の陽子線治療を続けてきたからこそ、実際の患者さんの様子などを、「臨床視点」と「研究視点」の両方から研究することができました。

ここでは、扁桃体の働きがわかるまでの経緯について、少し触れたいと思います。難しければ、読み飛ばしていただいても構いません。

脳の中でも異色とされた「未知の領域」を教えます

そもそも、なぜ扁桃体の研究は進まなかったのか？

それは、**扁桃体が脳の奥にあるため、人の扁桃体を切り取ったり壊したりして反応**

を見るということができないからです。そのため、怪我《けが》や病気の影響で、「たまたま扁桃体の機能をなくしてしまった人」に限って研究が行われてきました。

ただし、扁桃体はもともと病気が起きやすい場所ではありません。研究の対象となる人が少なかったため、長いあいだ研究が進まず、「未知の領域」の一つとさえなっていました。

多くの研究者は、脳を透かして見ることができればいいと、どれほど願ったことでしょう。

ここ数十年の画像診断の進歩によって、今まで見ることができなかった脳の機能がはっきりとしてきました。頭の中の構造を見るために放射線を使う**CT（Computed Tomography）検査**というものがあります。１９６８年にイギリスのレコード会社であるＥＭＩ社のハンスフィールドによって発明されました。

１９７９年にハンスフィールドはノーベル生理学・医学賞を受賞しています。有名な話では、**当時EMI社に所属していたビートルズのレコードの売上金が研究資金になったといわれている技術です。**このＣＴの発明・開発により、外科手術で頭を開けなくても、脳の構造を可視化できる時代がやってきました。

さらに、磁力を使って身体の中を観察するＭＲＩ（Magnetic Resonance Imaging）という技術が急激に進歩してきました。

このＭＲＩがさらに進化を遂げて**ｆＭＲＩ（functional Magnetic Resonance Imaging）**というものが登場しました。「function」とは働きや機能のことです。

通常のＭＲＩで観察できる細かい構造に加え、脳の働きを目で見ることができるようになったのです。ＭＲＩ検査は磁力を使っているだけなので身体を傷つけることもありません。もともと、脳の血流の変化が神経の活動と深い関わりがあることは知られていましたが、**人間の扁桃体を刺激しながら血流がどのように変化するかといった研究ができるようになったのです。**

脳は何歳からでも鍛えられる

健康な人に「恐怖の表情をした顔の写真」を見せて、その間の脳の活動をｆＭＲＩで測定する実験が行われました。

大脳辺縁系に属する扁桃体

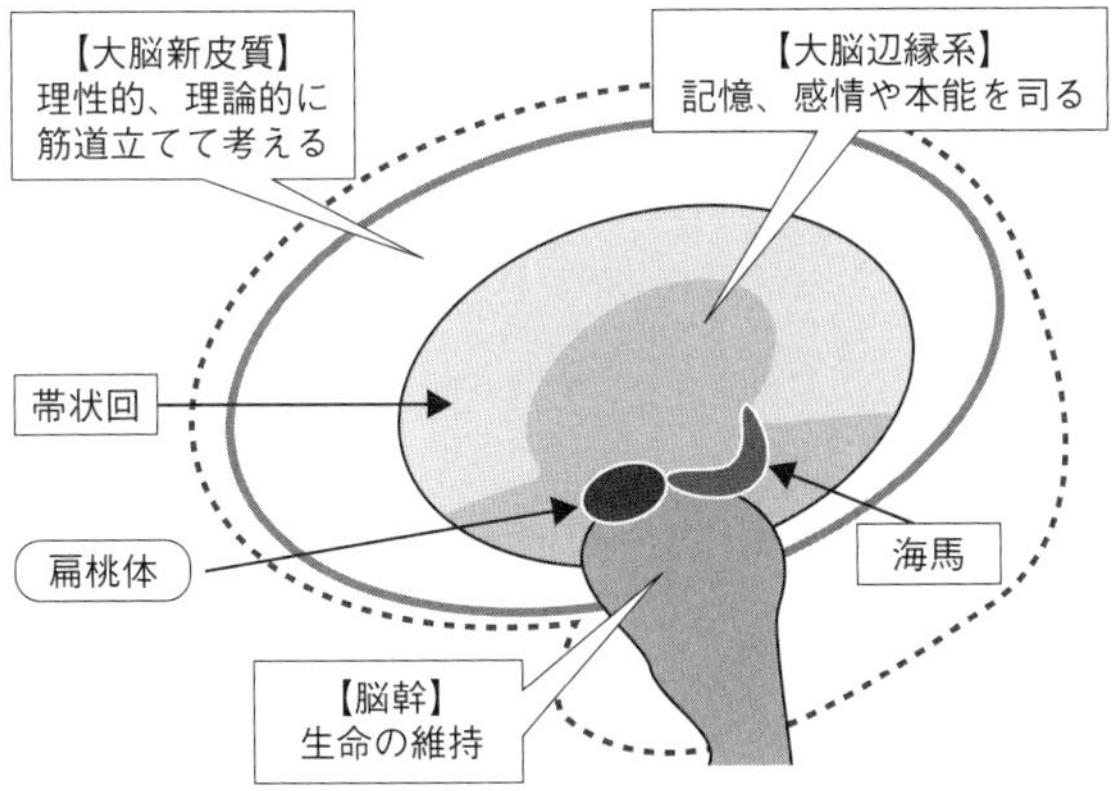

この実験では、「不安や恐れ」の感情により扁桃体の活動が活発になることが示されました。**恐怖の表情をした人の写真を見ると、扁桃体が刺激を受けるということです。**もし、周りに不安そうな人や恐怖を感じている人がいれば心地よいと感じる人はいないでしょう。たいていは不安感を抱きます。このことは経験的にも納得できるのではないでしょうか。

自分の周りに、焦りや、不安を感じている人がたくさんいるという人は、要注意です。知らず知らずのうちに扁桃体が過敏になっている可能性があるということです。

扁桃体は「大脳辺縁系」という脳のネットワークの一部に属します。人間の記憶に最も影響することで有名な「海馬」などが存在するのが、この大脳辺縁系です。

今までは、脳の神経細胞は一度壊れてしまうと再生しないものであると考えられてきましたが、最近になって海馬は高齢でも新しい細胞が再生できるということで話題になりました。**扁桃体は海馬と密接な関係にありますので、何歳になっても鍛えることができるのではないかという希望が着実に見えてきています。**

不安を「意識」で抑えようとすると だいたい失敗する

てんかん患者さんに対して、扁桃体のみを刺激した場合にどのような感覚になったかという研究があります。そこでは「何についてかはわからないが漠然とした恐怖」が起こったと報告されています。

ひとたび恐怖反応が起こると、**目の前に敵はいないのに、心拍数が上がって「ドキドキ」するなどの身体症状が出たというのです。**

それくらい扁桃体と身体は直結している、ということを示す研究報告です。この状態が続けば、どんなに屈強な身体を持つ人でも、健康は簡単に損ねてしまいます。

扁桃体が乱れるとどんな症状が現れるのか？

不安が強くなり扁桃体の機能が乱れると、次のような症状を発症しやすくなります。

①頭痛
②腹痛
③吐き気
④しびれ感
⑤脱力感
⑥不眠

これは、お医者さんや歯医者さんなど、病気の知識がある人でも起こります。むしろ、余計に症状が増えてしまうことさえあります。原因を徹底的に探そうとして検査の回数も多くなりがちです。

不安イメージは第1章でも触れたように、「外側の環境」によってもたらされます。これまで例としてお伝えした、「病名」や「病気」に対するイメージもそのひとつです。

私たちはこの外側の環境とうまく付き合うことで、不安イメージが扁桃体を過剰に刺激しないようにしなければいけません。

では、そもそも、扁桃体を過剰に刺激する**「外側の環境」**とはどのようなものがあるのか、それについてさらに詳しく見ていきましょう。

勘違いしがちな「解剖学的に理にかなっていないこと」

扁桃体を刺激する不安イメージは、自分の目で見たり聞いたりする情報や、匂ったり、触ったりした情報をもとにつくられます。

目で見たり、耳で聞いたり、鼻で匂ったりといった情報を処理するとき、脳の中の

爆発音が聞こえてから身体反応が起こるまで

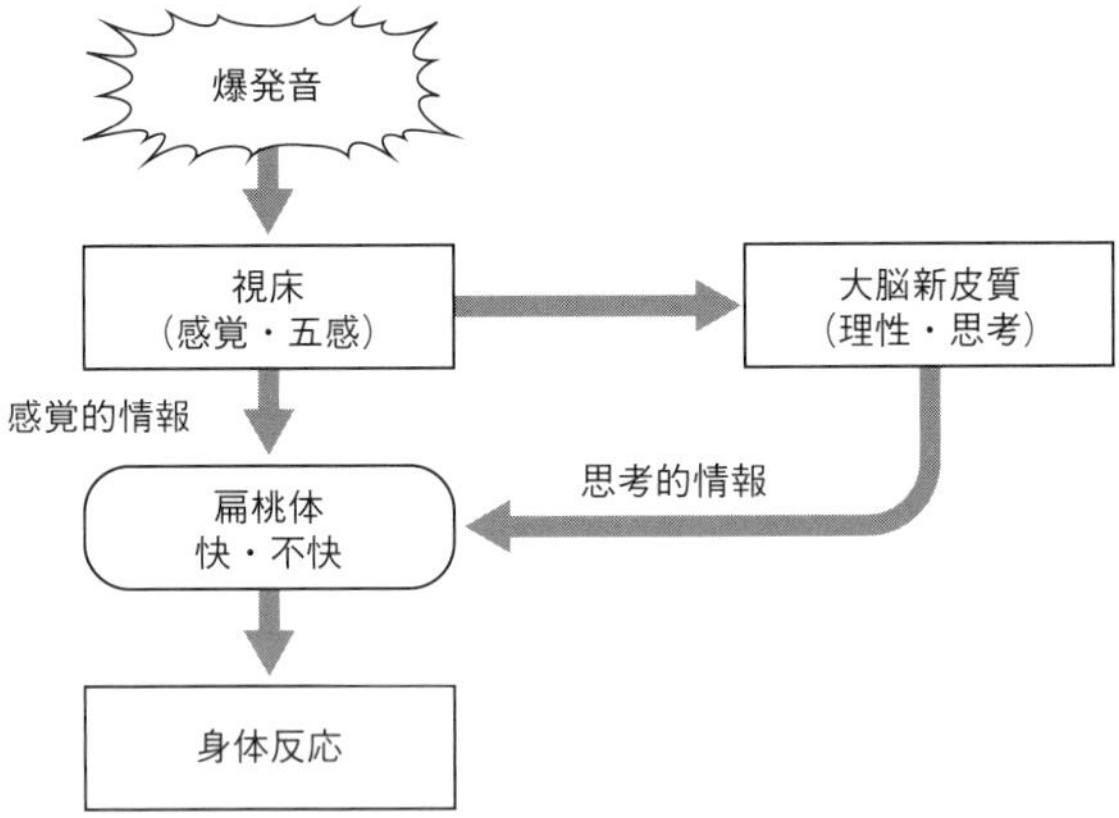

二つの場所が使われます。一つは、理性や思考といった考えることを担当する「**大脳新皮質**」と呼ばれる場所です。もう一つは目や耳や鼻から入って来る感覚情報の中継地である「**視床**」という場所です。

扁桃体との関係も含めてまとめると、次のようになります。

思考的情報……大脳新皮質（情報が少し遅れて届く）

感覚的情報……視床（情報が直接いち早く届く）

たとえば友人と屋外で食事をしているときに突然、「バン！」という大きな爆発音のようなものが聞こえたとします。この音の情報は視床から扁桃体へと直接届きます。爆発音は生命にとって危険な可能性が高いので、扁桃体にいち早く届けられ、「不快な情報である」と判断されます。

その結果、扁桃体が過敏になり、すぐさま防御反応を起こします。

しかし、少し遅れて生命を脅かすような爆発音であったのか、打ち上げられた花火の音であったのかということを、大脳新皮質で認識してホッとひと安心する、といった具合です。

このとき、不安によって扁桃体が刺激されると、鳥肌が立ったり冷汗をかいたりといった身体反応が起きます。

先ほどは、花火だと気づいて事なきを得ましたが、大脳新皮質に恐怖の対象がしっかり反映できなかった場合、漠然とした恐怖が持続する場合があります。「バン！」という爆発音の原因がわからなかったとき、「また爆発音が起きたらどうしよう」といった不安が持続します。

恐怖は対象物がはっきり目の前にあるときに感じやすいものですが、**不安は対象物**

がはっきりしていないときにこそ起こります。

「不安にならないように、感情的になってはいけない」と思うけれど、ついつい不安を感じ、感情が抑えられないという人が多いと思います。それは、**私たちは不安などの感情を頭で考えて克服するということがもともと苦手な動物だからです。**

扁桃体は大脳新皮質とつながっていることをお伝えしましたが、じつは考える中心である大脳新皮質から扁桃体へ向かう神経よりも、扁桃体から大脳へ向かう神経のほうが太いということがいわれています。**つまり、不安などの感情を「意識」で抑えつけようとする神経よりも、不安や感情を伝える神経のほうが太く、それだけ「意識」で制御するのは難しいということです。**

解剖学的に見ても、不安を「意識」だけで抑えるということは難しく理にかなっていません。

だからこそ本書では意識だけに頼って健康になろうとするのではなく、医学的・解剖学的に「脳」を切り口とした視点から、健康への解決法を提示するのです。

脳による「快・不快の評価」が免疫力を決定づける

「自律神経失調症」などという言葉を聞いたことはあるでしょうか。私たちの体調や健康を左右するうえで、大きな影響を及ぼす症状です。

扁桃体が過敏となり不安な状態が長く続くと、自律神経が乱れます。 自律神経が乱れてしまうと身体のさまざまな臓器に不調をきたすことが知られています。

私たちの身体は、普段から「意識できる身体の反応」と「意識できない身体の反応」のバランスで成り立っています。軽い運動をしようと思い、手足を動かしながら散歩をするという動作は自分の意識でコントロールすることが可能です。しかし、散歩の間に心臓を動かして身体中に血液を送ったり、体温を下げようと汗をかいたりということは、自分の意志ではできません。

また、食事をとろうとしたときに口に物を運んで飲み込むまでは意識的にできますが、食べ物を消化したり吸収したりといった「内臓の活動」は意識的にはできません。**このように、無意識のうちに私たちの心臓や肺、腸などの内臓の働きを整えてくれている大事な神経が自律神経です。**

二つの自律神経と「リンパ球」との危うい関係

自律神経は二つの神経からできています。

一つは、身体が活発に活動するときや、一日でいえばお昼のあいだに主役となる**「交感神経」**と呼ばれる神経です。もう一つは、リラックスしているときや、とくに夕方から夜にかけて主役となる**「副交感神経」**と呼ばれる神経です。

この二つはおたがいに「興奮」と「安静」といった反対の変化を身体に起こし、バランスを取り合いながら私たちの健康を維持しています。

自律神経のコントロールが上手くいかないと、急に心臓がドキドキするといった症状や、お腹の張りや便秘、下痢といった胃腸の症状が現れます。そのほかにも、汗が多く出る多汗という症状もあります。もともと、身体のバランスを維持するために身体中に張り巡らされた神経なので不調をきたす範囲が広いのも特徴です。

よく、交感神経は身体のアクセル、副交感神経はブレーキであるなどといわれることがあります。

たとえば、交感神経だけが強く働いていると自律神経はバランスを取りますので、副交感神経は相対的に働きを弱めます。これを交感神経優位な状態と表現します。逆に副交感神経の働きがメインとなるときは、交感神経の働きが弱まっていますので副交感神経優位と表現できます。

私たちの身体では交感神経優位の場合、副交感神経の働きは低下するため、リンパ球が減少することが知られています。リンパ球とは、血液の中でウイルスなどと戦う細胞です。

リンパ球が減ってしまうと風邪を引く危険性が増します。風邪の原因のほとんどはウイルスによるものだからです。普段は自律神経のバランスが保たれているため問題がないのですが、ひとたび副交感神経の活動が弱まりリンパ球の働きが低下するとウイルスに対しての抵抗力が減ってしまうのです。

つまり、免疫力が低下し、風邪をはじめとしたさまざまな病気にかかりやすくなる。健康を保てなくなるということです。

世の中には、風邪を治す特効薬は存在しません。ウイルスに対して効果がある薬はインフルエンザなど特殊なものを除けば、ほぼないのが現状です。抵抗力を落とさないように内側の環境を維持することが重要なのです。

敵がいないのに「ライオン」と戦ってはいけない

なぜ自律神経の話をしたのかというと、**不安な状態が長く続き扁桃体が過敏になると、自律神経が乱れてしまうからです。**自律神経が乱れてしまうことで、身体のさまざまな臓器に不調をきたすことになるのです。

不安はたんなる漠然とした感覚で、正体がわからないもの、という時代ではなくなりました。扁桃体という脳の一部に作用することで、自律神経を乱す原因となっています。とくに、交感神経が過剰に働きやすいということが明らかとなっています。

交感神経が過剰に働いて外側の敵ばかりに目を向けていると、内側にスキが生じます。敵と戦っている最中には、内側の小さな敵に目は向きません。細菌やウイルスに付け入られてしまうことがあります。

たとえば、今まさにライオンと戦っているとしたら、目に見えない小さな敵と戦っている余裕はありません。本来ならば働くはずの免疫機能が、交感神経の緊張により低下するという理由もうなずけます。

敵が目の前にいなかったとしても、不安を抱いた場合はまったく同じです。敵が目の前にいるのと同じように「臨戦態勢」に入って免疫機能が低下するのです。

不安イメージばかり抱き、扁桃体を過敏にすることで、自律神経は乱れます。免疫力を低下させ、病気を生み出してしまいます。このメカニズムを意識せずに外部の薬や健康食品に頼り、新しい治療法が開発されるのを待っているという従来通りの意識では身体を大事にすることはできません。

刺激に対する「評価次第」で身体の健康バランスは変化する

では扁桃体は、どのようにして自律神経の調整に関わっているのでしょうか。

扁桃体は脳にある「視床下部」と呼ばれる部分と密に連絡を取り合いながら自律神経のバランスを保っています。扁桃体には、匂い、味、音や光などの外側からの刺激の情報が神経を伝って入ってきます。そして、その刺激が好ましいものか好ましくないものなのか、つまり、**その刺激が「快」か「不快」かという評価を扁桃体が行っています。**

扁桃体による「快・不快の評価」の結果、視床下部が活性化され、さまざまな変化を起こします。不快と判断した場合、自律神経のコントロールが上手くいかなくなるのです。

私たちの健康を維持するために必要なことは、不安によって扁桃体が過敏となる状態を防ぎ自律神経のバランスを整えながら、内側の環境（＝ホメオスターシス、31ページ参照）を保つことです。

扁桃体と自律神経のバランスを整えるために重要なのは、すでに述べたように外側からの刺激情報、**つまり視覚、嗅覚《きゅうかく》、味覚、聴覚、触覚といった五感です。**たとえば、ラベンダーの匂いを嗅《か》いだときに、瞬時に心地よいものであると判断され、身体にリラックス効果をもたらすのも扁桃体です。匂いという刺激が身体にとって心地よいものかそうでないかの判断がなされるのです。

扁桃体には、匂い以外にも、光、音、味など身体のあらゆる場所から刺激が入ってくるようにできています。それだけ扁桃体は重要な役割を担っているということであり、扁桃体はこのさまざまな外からの刺激の「快・不快」を判断する働きを使って身体のバランスを保っているのです。

身体の健康は外側と内側の両方を意識することが必要ですが、扁桃体は外側の環境の変化からくるさまざまな刺激を判断する「門番」のような臓器といえます。

不安によって扁桃体が過敏にならないようにいろいろ考えるのではなく、**視覚、嗅覚、味覚、聴覚、触覚といった感覚の刺激とうまく付き合い、ときには「利用」し**

て、扁桃体が過敏にならないようにすることがポイントとなってくるのです。

扁桃体を刺激するキーマンは「三つのセンサー」

「〇〇さん、診察室にお入りください」

「コンコン」とノックされた診察室の扉が開いて入ってくる患者さんの多くは、とても緊張した面持ちです。みなさん、口を横に結んで下を向きながら、あるいは瞬きもせずにこちらに鋭い視線を投げかけながら診察室に入ってきます。何度もお会いしている方でも検査をしたあとは、とくに表情が引きつっており緊張感が漂います。

「怖い先生ではないだろうか？」
「悪い結果が出てしまったのではないか？」
「何か痛い検査をされるのではないか？」

みなそれぞれの不安な思いに包まれたなか、診察や治療がはじまります。誰しも病院というところでは緊張や不安に包まれるものです。

「自分は怖がりなので申し訳ありません」

検査や治療を受けることに躊躇《ちゅうちょ》される患者さんによく言われることがあります。でも、経験したことがないことを行うのは誰でも不安なものです。もし、あなたが同じような思いを持ったとしても、どうか心配しないでください。

なぜなら不安はあなたのせいではないからです。

頭の中にある扁桃体が「不快」と判断して起こす、自然な反応だからです。しかも、不安をつくっている基準は扁桃体の「好きか嫌いか」ということだけ。とても単純な仕組みです。

「三つのセンサー」が存在する「妙な場所」とは？

多くの人は病気の不安を抱えています。病気になって健康を意識するということはつらいことですが、自分の身体と向かい合うチャンスでもあります。

難しい理屈や理論は必要ありません。

扁桃体が判断する好きか嫌いかの違いによって自律神経やホルモンバランスの変化が起こることに気がついたら、「不安」は深刻なものではなくなります。

そのためにも、不安イメージが強くなりすぎないよう常日頃から扁桃体を過敏にしない方法を知っておく必要があります。

扁桃体は身体のさまざまな場所に影響を及ぼしています。そのため、いたるところに扁桃体を刺激する「きっかけ」となるセンサーがあります。では、そのセンサーは、いったいどこにあるのか？

私たちの身体に存在するそのセンサーを大きく分けると、次の三つのセンサーに分けられます。

三つのセンサー

①皮膚センサー
②目、耳、鼻、口などの感覚器官センサー
③腸センサー

「妙な分け方ですね」と言われると少々困りますが、この分類は患者さんと話をしていくうえで一番しっくりしたとしか言いようがありません。**共通点は、いずれも「外側」からの刺激をダイレクトに受ける場所になっている、ということです。**

①皮膚センサー

私たちの身体は皮膚によって外側の環境と内側の環境を分けています。

「なんか寒いな。このままでは風邪を引きそうだから部屋を暖めよう」

これは扁桃体で、「寒さが続くのは不快」と感じたから起きる行動です。**皮膚によって寒さや暑さなどの感覚をいち早く感じ取り、扁桃体に情報が伝わります。**周囲の環境が好ましいものなのか、好ましくないものなのかを、扁桃体でいち早く判断します。結果、私たちは外側の刺激の変化から身を守り、ホメオスターシスを保つように行動をするのです。

②感覚器官センサー

私たちは目や耳で外側の環境の状況を確認します。そして匂いや味によって外側の刺激の情報が好ましいものであるか、そうでないかを扁桃体で無意識に判断していま す。

つまり「**目、耳、鼻、口**」、これらが感覚器官です。

私たちは生まれたときから外側の環境に対して「快・不快」を判断する自前のセンサーを持ち合わせているのです。

③腸センサー

また、胃や腸は体の外側から入ってくる食べ物などに直接影響を受ける場所です。

「痛み止めを飲むと、胃があれてお腹が痛くなるから痛み止めは飲みたくない」
「辛い物たくさん食べたら下痢をしてしまいました」
「なんか苦いものを食べたら吐いてしまいました」

胃や腸は一見すると身体の中にある臓器ではありますが、**外側の環境から入ってきた食べ物や薬などに直接接触する場所です。**こちらも外側の環境と内側の環境の境といえます。胃や腸も外側からの刺激を敏感に感じとります。

どんな刺激が「不快」になり、免疫力を低下させるのか？

そもそも、扁桃体が外側の刺激に対して「好き嫌い」「快・不快」と感じるというのは、どういうことなのでしょうか。

現代社会において、山であろうと海の中であろうと、果ては宇宙空間まで行くことができるのはこの三つのセンサーの機能のおかげも多いところです。どんな場所に移動しても素早く外側の環境の変化を察知して危険なものを避け、環境に慣れるように内部環境を整えます。

私たちはせっかくホメオスターシスを保つための三つのセンサーを持っているのに、自らの行動や生活習慣によってセンサーを上手く使えずに、内側の環境を乱しています。

たとえばよくある一例として、夜の宴会や週末の旅行など、いつもと違うことをしたあとに体調を崩す人がたくさんいます。経験がある方もいるのではないでしょうか。

不安を感じたつもりはなくても、センサーが外側からの刺激を「不快」と判断することによって確実に自律神経は乱れ、免疫力が低下して、健康を損ねてしまうのです。

宴会であれば、食べすぎや飲みすぎ、ふだんと異なる食事など。旅行であれば、夜遅くまで起きて寝不足のまま、動き回ったり深酒をしたりすることなどあるでしょう。

私たちは新しい刺激を求めるあまり、その刺激が果たして本当に身体にとって「快」と判断されるものかどうかまでは考えません。そして美味しいものを求めすぎたり、楽しいことを求めすぎたりして失敗します。

刺激を求めすぎると、扁桃体は「不快」と判断し、身体には間違いなく負担がかかります。そうならないためにも、**外側からの刺激に対して、扁桃体が少しでも「不快」と判断しないための対策を知っておく必要があります。**

「不快」と判断しなければ、少なくとも扁桃体が乱れることによって、身体の健康を損なうことはないのです。

次の第3章では、外側の刺激から扁桃体を守るための具体的アドバイスを、三つのセンサーごとに分けてご紹介いたします。

そして続く第４章では、身体の内部環境や気持ちの安定性を高めて、扁桃体が乱れた場合でも身体の健康を保てる生活習慣や考え方をお伝えいたします。

私たちは、正しい健康法を知らないまま生活をしています。また、インパクトばかりが先行した「健康法」の情報に囲まれて生きています。そんな不安との戦いのなかで日々疲弊しています。

扁桃体を刺激する三つのセンサーを利用して扁桃体に活力を与えましょう！　**そして不安をコントロールして、健康の自信を取り戻しましょう。**

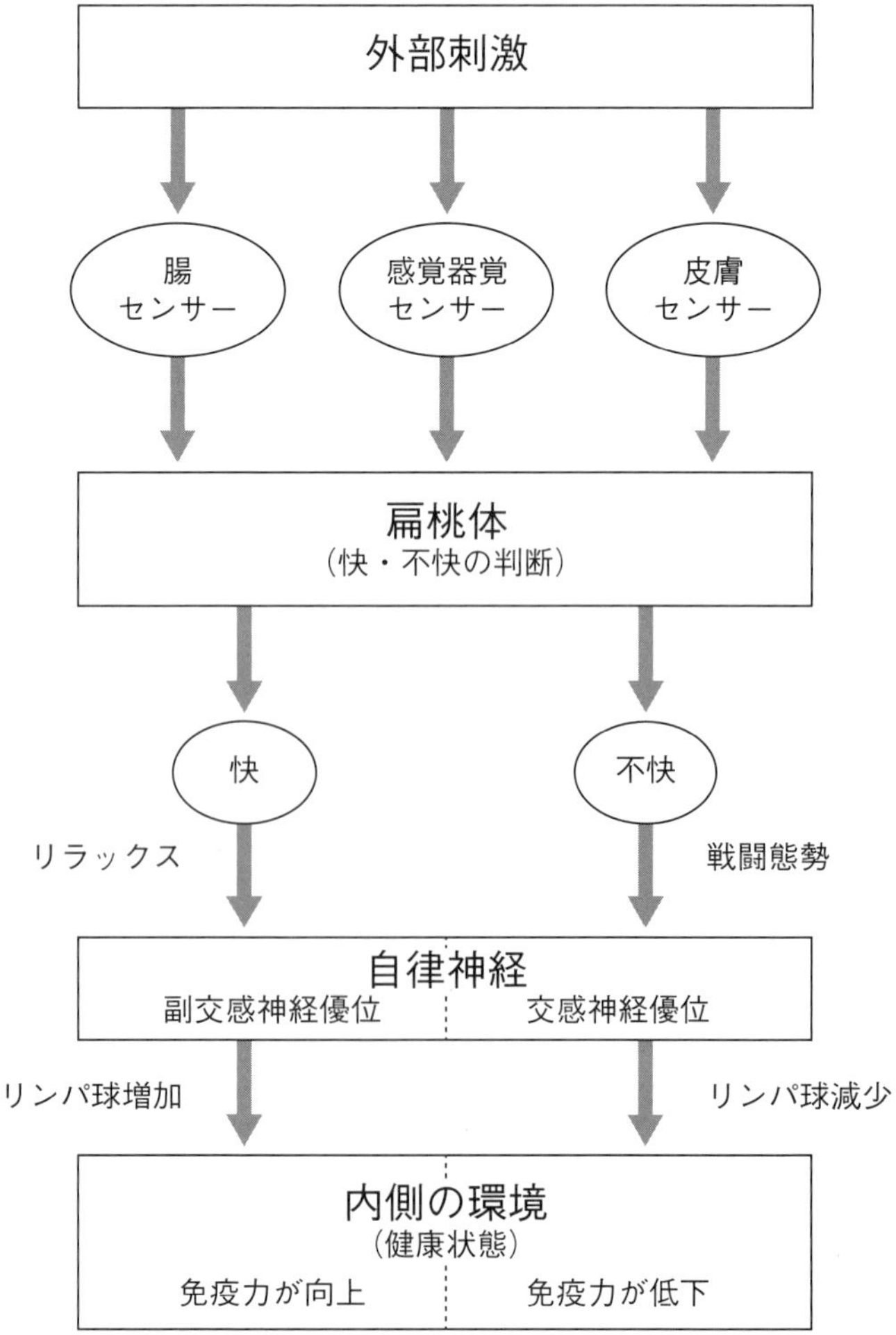
外部刺激
腸
センサー
感覚器覚
センサー
皮膚
センサー
扁桃体
（快・不快の判断）
快
不快
リラックス
戦闘態勢
自律神経
副交感神経優位
交感神経優位
リンパ球増加
リンパ球減少
内側の環境
（健康状態）
免疫力が向上
免疫力が低下

第3章

三つのセンサーを有効活用し、身体が喜ぶ生活習慣を送る

三つのセンサーが喜ぶ生活習慣とは？

「最近疲れやすく感じる」
「なんだか膝《ひざ》とか腰が痛くなる」
「風邪を引きやすくなった気がする」

地元で一般診療をしていると、患者さんたちのそういう声をよく聞きます。これは誰にでも起こりうることですが、間違いなく「要注意サイン」です。生活習慣のなかで、無意識のうちに不安イメージを抱き、扁桃体《へんとうたい》が「不快な刺激」にさらされているからです。

扁桃体が「不快」と判断した刺激の積み重ねで不安が大きくなり、内側の環境（自律神経・ホメオスタシス・免疫力など）が乱れやすくなることはすでに述べた通りです。

不快と判断される刺激によって扁桃体が乱れると、私たち自身の行動にも影響を与えます。**神経学者のダマシオが提唱している「ソマティック・マーカー仮説」というものがあります。**

ソマティックとは「全身」という意味です。外側からの情報を得ることで呼び起こされる身体的な反応（たとえば、心臓がドキドキしたり、口が渇いたりする）が、私たちの意思決定に影響するのではないかという仮説です。

たとえば、夜中の真っ暗闇の中で、何かに怖くなって逃げるという状況を考えてみましょう。逃げていくうちに、さらに恐怖感が強くなるという場合があります。怖いから逃げていたのに、**逃げるという行動そのものが恐怖の感覚をさらに起こしているのではないか、という仮説です。**

日常の場面でいうと、お腹が痛いときに気持ちが落ち着かなくなった経験はないでしょうか。

お腹が痛くてトイレに行かないといけない。でも仕事中で抜けることができない。お腹が痛い、トイレに行けない……次第に焦りや不安を感じる。するとさらにお腹が痛くなる。

初めはお腹が痛いだけだったのに、不安を抱いたことで扁桃体に不快な刺激と判断され、さらによくない身体の反応を起こしてしまったのです。

どんなに健康な人でも、このようなことが日常的に起こっており、私たちはいつの間にか、必要以上に健康を損なっています。

病気を抱える人も、「不安」との付き合い方を知らないために、本来の病気の症状だけではなく、不安による身体症状が加わって、状態を悪化させています。

これでは健康は達成できません。

「快刺激」を効果的に取り入れて、三つのセンサーを喜ばせる

では、私たちはどうすればいいのか？

そこで重要なのが第2章でお伝えした「三つのセンサー」（96ページ参照）を最大限に利用する方法です。**三つのセンサーの仕組みに沿った生活習慣を送ることで、外側から知らず知らずのうちに受ける「不快な刺激」を確実に減らし、不安への耐性を身につけることができます。**

不安につながる不快刺激を減らし、扁桃体を安定的に整えるためには、不快刺激を減らすこと以上に、**ふだんの生活で「快刺激」をいかに与えるか、そのほうが重要です。**

三つのセンサーを通して扁桃体が「快」と感じる刺激を与えた結果、内側の環境は乱れにくくなります。

刺激を与えるといっても、特別なことをするわけではありません。もちろん、専門的な知識も必要ありません。その証拠に、これらはすでに私たちが長い歴史のなか

で、経験的に実践されてきたことばかりです。

たとえば、温泉につかって気持ちがよくなった経験は誰しもがあるでしょう。身体を温めたことや、お湯や水の刺激が扁桃体に伝わり、扁桃体がその刺激を好んだ結果です。旅館でおいしい懐石料理を食べて気分がよくなったこともあるでしょう。これも味覚を通して扁桃体を刺激した結果起きたことです。

温泉や特別な食事は、毎日経験できるものではありませんが、このように、三つのセンサーを意識して「快刺激」を取り入れる生活習慣を実践することはできます。本章では、その方法を、

①皮膚センサー
②目、耳、鼻、口などの感覚器官センサー
③腸センサー

この三つに分けてお伝えしていきます。

先端医療や地域医療に限らず、患者さんと接していて感じるのは、「快刺激」を日常生活のなかに意識的に取り入れる人が、あまりにも少ないということです。健康情報が乱立し、ゆっくりする時間もなかなか確保できないという社会的背景も大きいでしょうが、だからこそ「**三つのセンサーが喜ぶ生活習慣**」を実践することで、健康で生き生きとした人生を歩めるようになります。

「ゆっくり、すっきり、ぐっすり」のリズムで生活する

「三つのセンサーが喜ぶ生活習慣」を紹介する前に、ちょっとしたコツをお伝えしておきましょう。それは、一日をどういう意識で過ごすかというヒントです。

①朝は**ゆっくり**と扁桃体を刺激する
②昼は**すっきり**と扁桃体を刺激する
③夜は**ぐっすり**と扁桃体を休める

このような意識で朝、昼、夜を過ごすと、それだけで三つのセンサーが喜ぶ生活習慣を送れるようになっていきます。

ちなみに、「朝、昼、夜」の順番もあなどってはいけません。「ゆっくり、すっきり、ぐっすり」という意識で一日を過ごすことで、日々の生活において生じがちな「余計な不安」から扁桃体を守り、身体をコントロールすることができるのです。

①皮膚センサーが喜ぶ生活習慣

目が覚めたらゆっくり5分間、手足をこすり合わせる

朝は、身体を休ませる副交感神経から身体を起こそうとする交感神経にバトンタッチする時間帯です。通常、どちらかが優位に働くことで自律神経は保たれるのですが、朝はこの二つの神経が入り乱れます。そのため、朝は自律神経が不安定な時間でもあり、その「朝」をどんな「刺激」で迎えるのかが、まずは重要といえます。

朝に「快刺激」を受けて扁桃体を整えるか、それとも「不快刺激」を与えて扁桃体を乱してしまうのか。これは一日の状態を大きく左右します。一日のはじまりである朝に扁桃体を乱すと、その日は扁桃体を整えることに精一杯になり、扁桃体を「喜ばせる」ところまではなかなかいきません。

ですからまずは、朝、扁桃体が喜ぶように意識しましょう。

そのためにも、「皮膚センサー」を刺激してあげることが効果的です。

そもそも、私たちの皮膚は神経ととても深い関係があります。

これはあまり知られていないのですが、**神経のもととなる細胞と皮膚の細胞は、もともと同じ組織から発生しております。**私も学生時代の授業で皮膚と神経が同じ起源であると教わって初めて知りました。しかし最近、皮膚センサーのことを考えるうえでは、とても重要なことだと再認識しました。

「どこ」をさするかより「いつ」さするかが大事

なぜなら、皮膚と神経には「皮膚反射」というものがあるからです。

皮膚の一部分を温めていくと、温めた皮膚は赤くなります。また、皮膚を強くたたいたりしても表面が赤くなります。これは皮膚の血管が拡張して赤くなるためです。

反対に皮膚が冷えてしまい冷たくなると、血管が収縮して皮膚の色が白く見えます。

このような反応はすべて皮膚の反射反応によって起こります。そしてこの反射反応の調節を行っているのが自律神経です。鍼《はり》や灸《きゅう》、マッサージは皮膚への刺激によって自律神経を刺激し、血液の循環をよくするなどして効果を示しているのです。

このようにして皮膚からの刺激は脳や神経に伝わっています。

とくに、手や足は非常に敏感な感覚を持っています。手のツボ刺激や足裏、ふくらはぎのマッサージなどのさまざまな健康法があるのも、そのためでしょう。

そんな皮膚センサーを刺激する場合、多くの人が「どこを刺激するか?」ということに関心が向きがちなのですが、大事なのはどこを刺激するかということではありません。

皮膚センサーを刺激する際に気をつけてほしいポイントは、たった一つしかありません。それは「いつ刺激するか」ということです。**手や足を刺激するのは「朝の時間」、それも、「起き上がったあと」がいいのです。**

朝の5分間で理想的な体温上昇をする

身体の体温は一日の中で一定ではありません。朝は低く、活動しはじめると徐々に高くなっていきます。皮膚温が低い状況では、神経の伝導速度が遅くなるとされており、**一般に１℃低下すると伝導速度は５％、約２ｍ／秒低下すると報告されています。**

つまり、朝の時間は一日で一番神経の刺激の伝わりが鈍くなっているということです。この朝の時間に皮膚を温めるように手や足を「ゆっくり」とこすって刺激してあげましょう。それにより、体温をゆっくりと理想的に上げながら、扁桃体の状態を整えることができるのです。

意識するのは、次の二つです。

①目が覚めて起き上がったあとに手をこすり合わせる
②続けて足の裏を刺激したり、足をこすったりする

やり方はいたって簡単。朝起きたらまずは両手のひらや甲をこすり合わせて刺激するだけです。なるべく手が温かくなるまで行うようにしましょう。

そのあとは、足を合わせてこすり合わせたり、手でゆっくりなでたりしてあげましょう。とくに、**中高齢者は膝から足首にかけて、温度の感じ方が落ちている**という報告もありますので、ご年配の方にはぜひやっていただきたいと思います。

手と足、合わせて5分間やれば十分です。その刺激が扁桃体に「快刺激」として伝わることで、扁桃体がしっかりと目覚めて万全の準備を整えてくれます。「ゆっくり」起こしてあげるということが、朝の時間を制するうえで、まずは大切なのです。

もしそれをしない場合、手を洗ったり顔を洗ったり荷物を持ったりと、まだ準備のできていない扁桃体にさまざまな刺激が加わることになります。突然強い刺激が加わることで「不快刺激」となり、**「ゆっくり」扁桃体を起こすどころか、扁桃体を乱してしまうのです。**

また、刺激が加わり体温が上昇したあとで「ゆっくり」と手足をこすったところで効果は低くなります。まだ目も覚めやらぬベッドや布団の中であれば、手のひらや足の先、ふくらはぎなどをゆっくりとこすってみてください。

「痛いの痛いの飛んでいけ！」は非常に優れた治療法

最近では慢性の疼痛《とうつう》に対するケアとしても、「手で触れる」という方法は注目されています。痛いところをさすってもらうことで痛みが和らぐという経験は誰にでもあるのではないでしょうか。**「痛いの痛いの飛んでいけ！」と手でさする方法は昔から伝わる、非常に優れた治療法だったといえます。**これも痛みによる不快感をなくし、扁桃体が不安定になるのを防ぐ作用があるのです。

私もなかなか鎮痛薬が効かない患者さんなどには、診察をしながら手でさすってみることがよくあります。そして実際に、手でさすることによって多くの患者さんの痛みが軽減します。

手で触れる刺激というのは、ストレスに対して効果的な役割を果たします。手で触れるという行動は、オキシトシン（幸せホルモン、愛情ホルモンとも呼ばれ、ストレスを緩和する）の生産に関係しており、それもまた、扁桃体が不安定になるのを防ぐのです。

目覚めをより理想的にするなら「顔マッサージ」

手足をこすったあと、余裕があれば、次の三つめも「目覚めたあとの習慣」として取り入れましょう。

①目が覚めて起き上がったあとに手をこすり合わせる
②続けて足の裏を刺激したり、足をこすったりする
③両手で顔をマッサージする

難しいマッサージではなく、これも顔をこするだけで大丈夫です。目覚めたあと、無意識でやっているという人もいますが、それだけ身体が求めているということです。これを「意識して」行ってみると、扁桃体の感じ方もまったく違ったものになっ

できます。

ポイントは、手や足をこすって少し温めてから行うということ。そのほうが、手の温かみを感じることができるので、より心地よく感じ、扁桃体へも「快刺激」として伝わります。

また、**顔のこすり方ですが、顔の内側から外側に向かってこするのがいいでしょう。**顔の知覚神経である三叉神経は耳から鼻の方向に向かって神経を伸ばしています。末梢から刺激を伝えてあげるために、反対側の鼻側から耳側へこするのがいいのです。

皮膚センサーとは「準備のスイッチ」である

朝、起き上がるまでに布団の中で実践できる習慣としては、このように①手→②足→③顔の順番で皮膚センサーを優しく刺激することが重要です。

まだ身体が起きていませんので強い刺激や痛みを伴う刺激は必要ありません。身体が、朝を迎えて起き上がるまでの「準備のスイッチ」を少しだけ押してあげればよいのです。

皮膚センサーは「触覚」という、外部情報を伝えるうえでの重要なセンサーです。視覚や聴覚と比べても外部環境の変化を伝える面積は広く、一日の初めに扁桃体を刺激する重要な生活習慣ですので、まずはこの習慣を取り入れてほしいと思います。

②感覚器官センサーが喜ぶ生活習慣

太陽の光を10分浴びて、体内時計を整える

次は「感覚器官センサー」を効果的に刺激する方法をお伝えしていきます。「**皮膚センサー**」のときと同様、**まず意識してほしいのは「朝の習慣」**です。そのことをお話する前に、少しだけ「**体内時計**」の話をさせてください。

私たちは身体の内側にある感覚によって、1日のリズムをつくって生活をしています。私たちが内側で刻んでいる時間は25時間周期といわれており、1日は24時間ですので少しだけ長い時間になります。

この体内で刻むリズムのことを、「およそ（＝サーカ）」「日（＝ディアン）」という意味で「サーカディアンリズム（概日《がいじつ》リズム）」と呼んでいます。これが、いわゆる

「体内時計」といわれるものです。

体内時計のリズムが乱れてしまうと朝起きるのがつらく、一日が不快なものとなります。不快な感情は扁桃体を不安定にし、内側の環境が乱れる原因ともなります。

健康とは、常に扁桃体を安定に保ち身体の環境を整えることでしたが、体内時計が狂うと、一日のはじまりから扁桃体が不調のままになってしまうのです。

そのために「感覚器官センサー」も効果的に利用しながら、朝を制しましょう。

「皮膚センサー」では「目が覚めたあと」の習慣の話をしましたが、感覚器官センサーではまず、目が覚めたときに気をつけたいポイントをお伝えします。

それは感覚器官のなかの「視覚」を通して刺激する方法です。

「視覚」は太陽の光から受ける刺激を一番喜ぶ

まずは視覚のセンサーを使って、体内時計を整え扁桃体を内側から安定させる方法をご紹介しましょう。体内時計を整えるため視覚の感覚器官センサーに最もいい快刺激を与えるのは「**太陽の光**」です。

太陽の光はサーカディアンリズムに最も影響することがわかっています。なかでも**一日の体温の最低点が出現したあとの約5〜6時間後に刺激するのがいいといわれ、人間では朝から午前中の時間が重要な時間帯となります。**

体内時計を崩さないために、朝の目覚めはできるだけ太陽の光を浴びながら起きましょう。太陽の光を浴びることで体内のリズムを整えることができて、扁桃体が不安定な状態となることを防ぎます。

改めて整理すると、次のようになります。

ポイント

・朝は10分程度、太陽の光を浴びて目覚める

これを実践しましょう。

ちなみに、最近の研究では太陽の光は寝る時間にも影響を与えるということがわかっています。人は太陽の光を浴びて14〜16時間後に眠くなるという性質があります。たとえば朝7時に太陽の光を浴びると夜の10時ごろには眠くなるようにできているのです。

夜に眠れない人が、朝、太陽の光を浴びる習慣をはじめたことで眠れるようになったという報告があります。一日のはじまりである朝に太陽の光を浴びて扁桃体を整えると、夜寝る時間まで整えることができるのですから一石二鳥というものです。

ではなぜ、10分程度なのでしょうか。じつはこれが、扁桃体にさらなる「快刺激」を効果的に与えるポイントなのです。

遮光カーテンの部屋より、障子の部屋がいい

太陽の光を浴びるとセロトニンと呼ばれる神経伝達物質が脳内で放出されることがわかっています。セロトニンは癒しや幸福感をもたらすホルモンで、うつ病の治療にも大きく関わっています。

じつはこのセロトニンは、扁桃体が不安定な状態になるのを抑える効果があるのです。だから、セロトニンを多く放出させることは、扁桃体にとってもいいことといえます。

しかし、ただ朝の光を浴びれば放出される、というものではありません。**ポイントは、ゆっくりと十分な時間をとって朝の太陽光を浴びることです。その時間が10分なのです。**

実際に、子どもを対象とした研究では、10分以上、朝の太陽光を浴びることでセロトニン放出量が増えるという報告もあります。

・朝は10分程度、太陽の光を浴びて目覚める

これを実践するためには、まず寝室を見直しましょう。寝室には朝の太陽の光が入り込むような工夫をしてください。**窓がない部屋で寝るのは避けなければなりません。遮光カーテンなども、朝の太陽の光が入るのを遮るためよくありません。**

人によっては、電気をつければいいではないか、と思うかもしれません。

しかし、セロトニンを増やすためには「2000〜3000ルクス程度」の光が必要ともいわれています。普通の家庭電気は「100〜500ルクス程度」しかないので足りていません。寝室は、できるだけ太陽の光が入る空間を整えたいところです。

和室であれば障子から光が入ってきますが、マンションやアパートではカーテンを閉めっぱなしという人も多いでしょう。

私の患者さんにも「障子の部屋は朝の太陽の光がまぶしくて目が覚めてしまうので困る」とおっしゃっている方がいましたが、**扁桃体を整える生活習慣を送るなら、朝の太陽の光が入る障子はむしろ好都合なのです。**

起きてから朝の太陽の光を浴びに行けばいいのでは、と考える人もいると思います。しかし、その行動習慣はよくありません。昔から、起床後すぐの行動は注意するべきといわれています。

朝起きて急に布団から出ることやお風呂に入ること、トイレに行くことや外に出ることは慎むべきです。急な変化に三つのセンサーや扁桃体がついていけずに自律神経のコントロールが上手く対応できません。

とくに、寒い冬の日の起床時や、トイレに行ったときなどに脳出血を起こして倒れる人がいます。朝は急《せ》かずに優しく太陽の光を浴びて身体を覚醒《かくせい》させてから行動してください。

朝食にはビタミンB_{12}を補うのりやシジミ汁がいい

太陽の光を浴びて扁桃体を整える際に、補助として有効な栄養素があります。**それは「ビタミンB_{12}」です。**ビタミンB_{12}は睡眠のリズムを整える働きがあり、セロトニンの分泌にも関与しています。

ビタミンB_{12}は次のような食品に含まれています。

- アサリ
- シジミ
- のり
- イワシ
- レバー

朝食として馴染《なじ》みのあるのりやシジミのお味噌汁などを取り入れた食習慣は、扁桃体を朝から整えるよい習慣といえます。

朝は自律神経が副交感神経から交感神経へと切り替わる神聖な時間です。それだけに朝の扁桃体は重要です。一日の扁桃体のパフォーマンスにも影響が出ます。感覚器官では、まず視覚のセンサーを活用して身体のリズムを整え、ビタミンB_{12}の豊富な食事もして、扁桃体にセロトニンをたくさん補充しましょう。

「早く起きて仕事の準備をしなくては！」などと考えて、身体を急に酷使するようなストレスはかけないよう、くれぐれもご注意ください。せっかく朝の太陽の光を浴びてセロトニンをつくって安定するはずの扁桃体を、過敏にしてしまいます。

目覚ましアラームはやめて「音楽」で起きるようにする

朝の起床時に効果的に利用できる感覚器官センサーはもう一つあります。**それは、聴覚のセンサーです。**聴覚のセンサーからの刺激で扁桃体を不安定にしないことが、朝の習慣ではやはり重要です。

あなたはふだん、どのように目を覚ましているでしょうか。

大半の方は目覚まし時計をセットして起きているのではないでしょうか。最近は目覚まし時計を買う人が減っているそうですので、スマートフォンのアラームを設定している人も多いことでしょう。

しかし、自分のタイミングではなく、事前に設定した目覚まし時計やスマートフォ

ンのアラームで起きることは不自然なタイミングで起きてしまうことになります。

心臓に不整脈を持った患者さんが、朝の目覚まし時計の音で不整脈を誘発したのではないかという報告もあります。これはアラームで不自然に目覚めたことで、急激な交感神経刺激を心臓に与えてしまったためと考えられます。

また、不整脈とまではいかなくても、アラーム音で急に起こされるのは間違いなく「不快刺激」となり扁桃体を乱してしまいます。うたた寝から目を覚ましたときの快適さを調べた調査では、**アラームで目覚めるよりも音楽で目覚める場合のほうが快適であったとされています。**

これは私も実際に体験して感じたことがあります。

私は中学、高校と寮生活をしておりました。その寮生活では、毎朝6時40分に人数確認を行うのが通例となっており、毎朝、寮内の放送で「起床‼　起床‼」と絶叫する先生の声で起こされていました。

絶叫する「先生の声」で起きた直後は胸の鼓動が速く、不快な感じがしていたものです。しかしある学年の頃から、起床が音楽に変更になりました。その後は比較的心地よく起きることができたのです。

ポイント

・目覚ましのアラームではなく、音楽の音で起きる

まずはこれを実践してほしいと思います。

流行りの音楽より「生演奏」や「懐メロ」を楽しむ

「不快刺激」として音が扁桃体を乱すこともあれば、音が「快刺激」として扁桃体の暴走を抑えることもあります。

先ほども触れたように、音楽で扁桃体の興奮が抑制され、リラックス効果が得られたという研究があります。音楽療法という治療法もありますのですでに確立された方法の一つです。

これを効果的に利用して、扁桃体に「快刺激」を与える習慣を取り入れましょう。

次のことを意識してください。

ポイント

・なるべく「生演奏」に近い音を聴く

私たちの耳は音を聞き取れる範囲が限られています。周波数が20ヘルツ程度から2万ヘルツまで、といわれています。

私たちが聞き取ることができない高周波領域の音によって、セロトニンが関わる脳の深部が活性化されたという報告もあります。

これは、楽器の生演奏などを聴くか、レコードなどのアナログ音源を聴くことによって効果が期待できます。

アナログな音源を聞くことは、聴覚のセンサーを使って扁桃体が不安定にならないようにする重要な生活習慣といえます。もし、自宅にレコードがあるという人は試してみることをおすすめします。

感情に訴える音楽が、心も身体も穏やかにする

聴覚のセンサーで扁桃体を効果的に刺激するポイントがもう一つあります。それが次のようなポイントです。

ポイント

・懐メロを聴く

つまり、できるだけ感情に訴えるような音がいいということです。音楽というものは好みがありますが、音もみなさんの中に刻まれた記憶の一つです。昔の記憶とつながるような音は心地いいものです。学生時代に聴いた音楽に共感できるのも、扁桃体の中にある感情記憶を音が呼び起こしているからにほかなりません。

そのため、新しい「流行《はや》りの音楽」よりも昔から聴いている「懐かしい音楽」がおすすめです。**いわゆる懐かしいメロディー（懐メロ）が最も効果的と考えます。**実際の研究でも、情緒的な音楽を聴いた人のほうが、扁桃体の反応が良好だったそうです。

音は言葉と違いストレートに感情に響きます。思考を介する必要がないからです。

東日本大震災の避難所を回ったときの話になりますが、恥ずかしながら、被災者の方々に対して、医療者としてできることは何もありませんでした。

一方、同行していただいたミュージシャンが奏でる音楽は、避難している人の気持ちをなぐさめ、鼓舞しており、深く考えさせられた経験があります。とくに盛り上がったのは、演歌やラテン系の音楽でした。**聴覚はどんな環境でも普遍的に扁桃体を整え、人の心も身体も穏やかにさせる力があるのです。**

嗅覚は「鍛える」より「鈍化させないこと」に注力する

視覚・聴覚の次は、嗅覚《きゅうかく》で扁桃体を効果的に整える習慣を取り入れましょう。

視覚や聴覚、味覚などの感覚の刺激は大脳皮質や視床と呼ばれる感覚の中枢を経由して扁桃体へ刺激を送ります。**しかし、嗅覚は別格です。扁桃体へ直接刺激を送ることができる感覚です。**

身体の構造を見ると、扁桃体の位置は鼻の神経の位置と非常に近いところにあります。進化の過程でも鼻を使って外部の情報を察知する能力は、長らく重要なものと位置づけられてきました。人間の外に目をやると、非常に優れた嗅覚を持っている動物がたくさんいます。

動物の場合は臭いによって得た情報を扁桃体に素早く伝え、「快」か「不快」かの判断を行うことで危機回避を行っています。また、フェロモンと呼ばれる匂い刺激で直接本能を刺激することもあるため、匂い感覚はとても大事です。

アロマテラピーなど匂いを利用した治療法があります。**たとえば芳香剤などでよく使われるラベンダーは、扁桃体の過剰な反応を抑え不安を鎮める効果があるといわれます。**花などの植物が醸し出す香りの効果はそのほかにもたくさんありますが、意外なところではウイスキーの香りが不安を抑える効果があるとの報告もあります。

お酒が飲めない人でも匂いだけなら楽しめるかもしれません。

集中して仕事をしたければ、2~3時間おきに場所を変える

私たちの健康を考えるうえでは、嗅覚のセンサーを利用することは大切です。**そのためにも、嗅覚からの感覚を鈍化させず、なるべく鋭敏な状態を保ちつづける習慣が重要です。**それが扁桃体に「快刺激」を与えて、状態を整えることにつながります。

嗅覚自体を鍛えるのは決して簡単な作業ではありません。でも、私たちが生まれ持

った嗅覚のセンサーが、なるべく衰えないようにする生活習慣は可能です。

嗅覚のセンサーを鈍化させず、扁桃体に「快刺激」を与えるためのポイントは次の二つです。

ポイント

- **嗅覚を鈍化させる刺激は避ける**
- **新鮮なものの匂いを感じる**

嗅覚は年齢とともに低下していきます。長年同じような生活習慣を続けていると、ちょっとした匂いの違いなどがわからなくなります。また、とても鋭敏な感覚ですので長時間、嗅覚に負担をかけるのもよくありません。

香水のように、身体に長時間「同じ匂い」をまとわせることは、嗅覚にとって好ましくないので注意が必要です。ある匂いを嗅ぎつづけると数秒から数十秒で匂いに慣れてしまうというデータがあるくらい、嗅覚は敏感です。香水がダメというわけではなく、「同じ匂い」の刺激を、嗅覚を通して扁桃体に伝えることが、「不快刺激」となってしまうのです。

また、たばこを吸っている人は、自身の嗅覚が低下していることを自覚しなければいけません。たばこは今の時代に即した嗜好品《しこうひん》ではなくなってきています。たばこを吸っている人は、せめて狭い空間で吸うのは避けてください。

一方、嗅覚に好ましい習慣もあります。

それは、**「新鮮なものの匂いを感じる」**ことです。

「同じ匂い」の刺激はよくありませんが、複数の種類の匂いに短時間ずつ触れるというのは、嗅覚のセンサーを利用して、効果的に扁桃体に「快刺激」を与える場合のポイントとなります。

同じ空間に長時間いるのを避けて新しい環境に移動することも「匂い」を効果的に変化させる方法です。たとえば職場では、デスクにずっと座っているのはよくありません。最低でも2〜3時間おきには別の場所に移動するのがいいでしょう。扁桃体が不快刺激で乱されると集中力も低下してしまいます。

生活スペースに関しては、頻繁に引っ越すことはできませんが、大きな移動をしなくても、**部屋の調度品を変え、掃除や模様替えをすることで生活空間を「新しく入れ**

替える」ことはできます。

それが「新しい匂い」となり、扁桃体を心地よく刺激して整えてくれるのです。

40～50℃の白湯で「舌洗浄」して口内を整える

感覚器官センサーを効果的に活用する最後の部位は、味覚。つまり、口の中を整えることです。

口の中の環境が整っていないと、いくつもの刺激が「不快刺激」として扁桃体に伝わり、身体を乱すことにつながってしまいます。そうならないために、口の中を心地よくする習慣を身につけることで、扁桃体を効果的に整えましょう。

水を飲むだけで、不快刺激は防げる

そのための方法はごくシンプルなものです。

ポイント

・口内が乾燥しないよう、水分で潤す
・乾いた状態が続かないよう、水分を持ち歩く

レストランで食事をする際、まずはお水が出てくると思います。最初に一度、喉《のど》に水を通しておかないと食事がスムーズにいかなくなるものです。加えて、口の中の乾燥を防ぐ役目もあります。

口の中はできるだけ乾燥しないように心掛けることが重要です。**口の中が乾燥しているると味を感じにくくなり、「不快刺激」と感じやすくなるからです。**

私も咽頭《いんとう》がんや舌《ぜつ》がんの患者さんに治療を行うことがあります。喉や口の中にがんができた患者さんの治療を行うと、多くの患者さんに味覚の異常が出現します。抗がん剤や放射線治療の影響ですが、なかでも唾液《だえき》が出なくなり味覚を感じにくくなる人は症状も長引くことがしばしば見受けられます。

そこで、私たちも常日頃から意識するべきことは、**喉が渇く前に意識して水を飲む**

ことです。口の中を乾燥させてしまうと味覚のセンサーが鈍ります。できるだけ口の中は水分などで潤しておきましょう。**うがいや水分摂取を素早くできるように水分を持ち歩くことも重要です。**

口の中が乾燥することを「**ドライマウス**」と呼びますが、ドライマウスに対応する生活上の注意点は、「よく噛《か》むこと」です。噛むという行動は唾液の分泌を促すため、食事の際には効果的です。

最良の口腔ケアはたった二つで実現できる

乾燥を防ぐと同時に、口の中を常に清潔な状態に保っておくことも大切です。たとえば起床時は要注意です。寝ているあいだは口の中で雑菌が繁殖することが知られ、**睡眠後3時間もすれば口腔《こうくう》内の雑菌は爆発的に増えます。**私たちの口の中は朝起きたときに細菌の量がとても多い状態になっているのです。

起きたばかりのとき、口の中がベタついていることはみなさんも経験があると思いますが、ベタついているだけではなく、雑菌だらけの状態です。**朝起きたらまず、う**

がいや歯磨きを行い口の中の環境を整えましょう。

うがいや歯磨きは、すでに習慣として行っている人もいると思いますが、次の習慣は忘れがちです。これを行うことで、口腔内の環境を整え、より効果的に扁桃体を心地よく整えることができます。

ポイント

・朝食、昼食をしっかりとる
・40～50℃の白湯で「舌洗浄」する

歯磨きで口腔内の雑菌量が減少することは周知の事実ですが、**じつは朝食や昼食をとること自体も、乾燥を防ぐ効果的な口腔ケアともいわれています。**

さらに意識するといいのが「舌の洗浄」です。口の中でもとくに、「舌」は食べかすや雑菌が繁殖しやすい場所です。口の中の環境が乱れ、舌に存在する「舌苔《ぜったい》」という白い苔状《こけじょう》のものが厚みを増すと、味覚低下や口臭の原因にもなります。

自分の舌がどのぐらい汚れているかを知りたいなら、歯磨きをした後に白いタオルで舌を拭いてみてください。歯垢《しこう》のようなものがはっきりと確認できると思います。

ただし、舌を強くこすりすぎると「味蕾《みらい》」と呼ばれる、味を感じる場所を傷つけてしまうことがありますので、磨きすぎる必要はありません。

では、どのように「舌洗浄」をすればよいのでしょうか。

そのときに有効なのが「白湯《さゆ》」です。白湯でうがいをする、それが朝の忙しい時間でも気軽にできる習慣としておすすめです。

朝の忙しい時間にゆっくり歯磨きができないという人もいます。そのような人も白湯でうがいをすることで、舌洗浄することができます。

白湯の温度としては、お茶やホットコーヒーよりはぬるく、人肌よりは温かい程度として、40～50℃がいいでしょう。冷たい水や熱いお湯では刺激が強すぎるからです。うがいの効果について、急性上気道感染症（風邪）にかかる人の割合が36％減少したとする研究があります。

この研究では、ポビドンヨード剤（うがい薬）を用いたうがいを行ったグループと通常のうがいを行ったグループでは差がなかったとの報告もなされており、白湯などのうがいの効果の高さを示唆しています。

白湯では物足りない人は「**緑茶うがい**」を試してみるとよいでしょう。緑茶うがいの効果は緑茶に含まれるカテキンが関係しています。

緑茶から抽出されたカテキンには抗菌作用があり、口腔内細菌を減らす効果があるのです

先ほども触れましたが鼻と口はとても近くにあり、たがいに影響し合っています。もし口の中の環境が整わないと味覚だけでなく特定の匂いに対して鈍感になってしまいます。

味覚のセンサーの機能を落とすことで、扁桃体へ「不快刺激」が増えてしまわないように、口腔内の環境を乱さない生活習慣を取り入れましょう。

③腸センサーが喜ぶ生活習慣

理想的な腸の大原則はとにかく「空っぽ状態」

三つのセンサーのうち、最後は「腸センサー」です。腸センサーも効果的に活用して、健康な生活習慣を送りましょう。

腸の場合は、細かい習慣を実践するよりも、たったひとつの「大原則」を意識することのほうが重要です。

その「大原則」はいたってシンプルです。

ポイント

・腸を空っぽにする

これだけです。

拍子抜けした人もいるかもしれません。しかし、これができていない人がたくさんいます。腸の環境を整えることは、扁桃体にとって重要な課題です。改めて、腸センサーが喜ぶ生活習慣かどうか、この機会に見直してほしいと思います。

どんな人でも一度は、なかなか便が出ずお腹が張った状態になり、不快な気分になったことがあると思います。会議中や電車の中で、たまたまお腹の調子が悪くなり、冷や冷やした経験はないでしょうか。

腸と脳は密接な関係があることがわかっています。

腸の環境変化は扁桃体に伝わり、「快刺激」か「不快刺激」かを判断します。大腸にものがたまっているような刺激を加えたところ、扁桃体の血流増加があったという報告もあります。

腸の流れが滞るなどの事態が起こると、不快刺激として扁桃体が乱れ、自律神経の乱れを生じます。

腸センサーを利用して扁桃体を乱さないために心がけるべきことは、腸の中をすっきり空っぽにすること、それに尽きるのです。

タイミングは逃さない、ウォーキングは欠かさない

最近、先進国では便秘の人が増えているといわれ、日本でも4～500万人余りの人が便秘といわれています。そのうちの3分の2は女性です。ただし、女性の場合は出産などの影響で便秘になる人もいるなどという報告もあります。

では、腸を空っぽにするためにはどんなことに気をつければいいのか、具体的には次のようなことが考えられます。

ポイント

- **トイレに行くタイミングを逃さない習慣を持つ**
- **食後30分のあいだにウォーキングなど軽い運動をする**

前立腺がんの患者さんに放射線治療をすることがあります。年齢が上がってくると男性にも便秘がちという人が増えていくのですが、便が直腸にたまっていると治療を行ううえで都合が悪いため、毎日のように排便の指導を行います。

便秘に対して薬を使う人もたくさんいますが、一番大事なことはトイレにいつでも行ける余裕を持つことだと伝えています。トイレに行けなくなるのが、腸センサーにとって一番よくありません。

仕事の都合でトイレに行きたいタイミングを我慢しなければならず、それで便秘になったという人はめずらしくありません。医師の私から言わせてもらえれば、**職場の「トイレ事情」を見てから就職を決めるのも悪くない、と思うほど重要です。**

一日のうちで何度か自然と便に行くチャンスがあります。そのチャンスとは主に食事のあとの時間にやって来ます。食事が喉を通り、胃にたどり着くことで腸全体が動き出すからです。朝昼晩と三食食べる人は、少なくとも三回は自然な腸の動きを感じるチャンスがあります。

食事のあとの排便を促進したければ、食後30分ほどのあいだにウォーキングなどの軽い運動を取り入れるのが効果的です。ウォーキング自体はそれほど長い時間は必要なく、5～10分ほどでも効果があると報告されています。

朝昼晩3回のチャンスのなかでも、「朝」は消化器管の動きが活発なため、腸センサーを整えるためには最も重要な時間といえます。

腸をすっきり空っぽにするため、出かける前にできるだけ朝食をとり、それができなければ、お水でもジュースでも構いませんので摂取しましょう。最も動きが活発なときに合わせて飲水による腸の刺激をすることは、便秘薬にも負けない効果が期待できるのです。

ちなみに水分の摂取は便秘にいいとされますが、一日2リットル程度とらないと効果が出ないともいわれています。**大量のお水を一度にとることは、心臓に負担がかかるご高齢の人には不向きなので注意しましょう。**

お米の食べすぎ厳禁、あとは食物繊維を多くとる

食事の内容から腸センサーを整える方法もあります。細かい話をして実践できなければまったく意味がありませんので、一番大事なことだけを伝えます。ぜひ生活習慣を振り返る際のポイントとしてください。

ポイント

・食物繊維を多くとる
・お米やお餅の食べすぎには注意する

食事で気をつけることは、食物繊維を多くとることです。食物繊維の代表的な食材としては、**野菜類であればゴボウやブロッコリー、海藻類であればヒジキ、くだものであればリンゴやバナナ**などがあります。

最近はジューサーなどで野菜ジュースを自作する人もいますが、**野菜ジュースは食物繊維を濾《こ》して捨ててしまうものもあるので注意が必要です。**

一日に必要な食物繊維の量は20〜35グラムほどといわれます。日本人の平均摂取量は12〜14グラム程度といわれていますので、食物繊維が慢性的に不足しているのが現状です。

また、お米を食べすぎると便秘になるといわれます。白米は食物繊維が少なく、ほとんど「でんぷん」なので、たくさん食べても食物繊維としては十分ではありません。また、白米をたくさん食べると、副菜となる野菜の量が減りがちになるのも、原因のひとつといえるでしょう。

お米は腹持ちがいいといわれますから、反対にお腹にたまりすぎる場合があるのです。お餅も食べすぎると便秘になりますので、注意が必要です。

怒った直後にごはんを食べてはいけない

胃や腸を空っぽにし、食事の内容を注意することに加えて、最後にもうひとつだけ食生活で注意することをお伝えしましょう。

それは「ストレス」です。

胃腸はストレスの影響を受けやすく、また、不調をストレスとして脳に伝えやすい臓器です。

どんなに強靭《きょうじん》な肉体があっても腸は簡単にストレスの影響を受けます。たとえば野球の世界大会であるＷＢＣでイチロー選手の打撃の調子が上がらず、大会終了後に胃潰瘍《かいよう》になったというニュースがありましたが、トップアスリートでも胃腸まで鍛えるのは難しいのが現状です。

不安を感じたり、イライラしたりしているときに食事をすることは胃腸の働きに悪く、「不快刺激」にもつながるため、避ける必要があります。**とくに怒った直後に食事をするのはよくありません。**また、疲労を感じているときも、食事で腸センサーに負担をかけることはおすすめできません。

疲労があるときはまず休息してから食事をとることが大切です。

上手く眠れない人は、「右側を下」にして横向きで寝る

一般に、一日の平均睡眠時間は6～7時間程度といわれています。一日は24時間ですので、私たちはじつに一日の三分の一を睡眠に費やしています。年齢とともに睡眠時間は減る傾向があるようですが、それでも睡眠の改善が健康の三分の一に影響する計算となります。睡眠を軽んじると人生の三分の一を軽んじてしまうことになります。

扁桃体とも無関係ではありません。

睡眠不足が続くと、扁桃体が過敏になり心身が不安定になります。不眠によるイライラや不安感により、翌日の身体のパフォーマンスに影響が出てしまうことはみなさんも経験があると思います。内側の環境が乱れたり、免疫力が低下し風邪を引きやすくなったりと健康に悪影響を及ぼすのです。

実際、寝起きが悪い人は自律神経が乱れています。せっかく「三つのセンサー」の効果的な活用方法を生活習慣に取り入れても、睡眠不足によって扁桃体の働きが乱れ、自律神経の不調や免疫力低下を招いてしまっては効果がありません。

最後に、睡眠で扁桃体を休めるコツをご紹介いたします。

ポイント

・睡眠時間に過敏にならない
・「右側を下」にして横向きに寝てみる

睡眠を取りすぎたり、だらだらと寝たり起きたりをくり返すことはよくありません。**寝ること自体も身体にとっては負担となるからです。**ご高齢の方にお話を聞くと、年を取ると寝ることすらも大変だといいます。

睡眠時間の目安としては、6～7時間程度がいいのですが、**睡眠に対して私は必ず決まった時間を確保する必要はないとも考えています。**

それは我々の日中の行動がいつも同じではないからです。睡眠時間を気にする人は多くいますが、実際の健康への影響はわかっていない点も多々あり、一日の断眠でさえ血中のストレスホルモンへの影響はなかったという報告もあるほどです。

もちろん、睡眠はちゃんと取るべきですが、**睡眠時間のことであまり過敏になってしまい、扁桃体の働きを乱してしまっては元も子もありません。**

睡眠時間が不規則な人は、寝方に少々コツがいります。

多くの人は寝るときにあおむけになって寝ていると思いますが、**寝るときは横向きのほうが翌日の自律神経の切り替えに対しては有効です。**とくに右側を下にして寝ることで、高齢者の交感神経の活動が低下したという報告があります。

また、睡眠にとっては定期的な寝返りが大事です。寝返りをするほうが、良好な睡眠につながるからです。そしてこの寝返りは、あおむけより横向きのほうがしやすいのです。

「最近上手く眠れない」「寝起きが悪い」と思っている人は、一度横向きで寝ることを試してみてください。

あおむけで寝ている状態では、舌が喉に落ち込んでしまうことで、呼吸がしづらくなります。**近年増えている睡眠時無呼吸症候群の原因となっています。これも、横向きで寝ることや寝返りを打つことで改善する場合があります。**寝ているときに呼吸がしづらい状態になると、交感神経の過緊張を引き起こし翌朝の疲労感や倦怠感の原因にもつながります。

睡眠時の体勢は日常の健康状態に影響を与えます。

長年頭痛に悩まされていた人が枕をしないで寝てみただけで頭痛が治ったということもあります。これはあおむけで枕を高くして寝ていたことで、睡眠中に頸部の筋肉に緊張を与えてしまい、頭痛を引き起こしていたからです。**筋肉の緊張は扁桃体にとっても不快な状態と判断されますので、疼痛を増強してしまいます。**

睡眠というと頭をいかに休ませるかというように考えがちですが、日中頭のわがままに付き合わされて疲弊した身体と「三つのセンサー」をいかに休ませるか、と考えるようにしましょう。

身体にとって休みやすい姿勢を意識することが重要です。

あたりまえの生活習慣をあなどるな！

大事な生活習慣といいながら、いたって普通のことをたくさんお伝えしてきました。多くの方が物足りなく感じたことと思います。しかし、**毎日誰でもできる生活習慣ということに大きな意味があります。**

斬新《ざんしん》な健康法というのはほとんど長つづきしませんし、効果も限定的なものです。朝起きてから寝るまでに行っている普段の生活習慣のなかで、扁桃体を整え、不安イメージによって乱されることのない、健康な身体を手に入れましょう。

大事なことは、三つのセンサーを上手に使う習慣を自然に行えるようにしておくことです。これさえできれば、一日の生活のなかに穏やかさとゆとりが生まれます。穏やかな環境は私たちの健康の質も向上することを保証いたします。

不安イメージに対する身体の反応も、生活の穏やかさとゆとりが確保されればされるほど有利になります。**扁桃体の働きが不安定になることも減り、外側の刺激や変化に対して身体が動じなくなるからです。**

プロ野球選手はバットやグローブやスパイクの手入れを常に行うといいます。道具をジュラルミンケースに入れて保管することもあるようです。いつでもベストの状況を保つように心掛けているのでしょう。道具の手入れを行うのは、常に一定の感覚を損なわないようにするという側面もあります。

この作業を怠ることで、プロの世界ではミリ単位の感覚のズレを生じてしまうことになるのでしょう。

身体も同じです。

外部環境を感じ取るセンサーを常に一定に手入れしておくことで、とっさの状況にも対応できるようにしておく必要があります。あたりまえの生活習慣をあなどってはいけないのです。

第4章

不安をなくして「内側」からさらに健康体になる

より確かな健康体になりたければ「欲を抑えて」が原則

三つのセンサーを効果的に利用して、扁桃体《へんとうたい》への「不快刺激」を減らす生活習慣を取り入れるだけで、扁桃体が感じる「不安＝不快刺激」は大いに解消されていき、身体の健康が実現していきます。

いわば、外側からの刺激を「不快刺激」にしないための習慣であり、方法でした。

しかし、「三つのセンサー」を有効活用し、外側からの刺激に強くなっても、意識や精神面での乱れがあると、内側の環境（ホメオスターシス）を乱してしまい、それは扁桃体の不調にも直結してしまいます。

すると結局、健康になれないままになってしまいます。せっかくの健康を内側から**乱してしまわないよう、内側の環境を整える健康習慣を実践していきましょう。**

外側からの刺激に強くなると同時に、内側が乱れない生活習慣を心がけることで、扁桃体は万全の状態となり、より確かな健康体となります。外側からの刺激を受けても、内側が乱れない生活習慣を送っていれば、**ちょっとのことでは影響を受けない「強さ」を身につけているようなものです。**

日々の健康をより確実に手に入れる、本章ではその方法について具体的にお伝えしていきます。

内側が乱れない生活習慣は、さらにシンプルです。

なぜなら、内側を乱す原因がはっきりしているからです。**その原因とは、「欲」です。私たち誰もが持っている「欲」が、内側の環境を乱してしまう最も注意すべき「要因」です。**この「欲」と上手に付き合うことが、健康を手にするうえで、非常に大切なのです。

欲を求めた先にはリスクしかない

私たちの内側の環境は、なんらかの欲を過剰に満たそうとすることや、満たされなかったことによって不安定になります。

たとえば、睡眠を取りたい、休みたいという欲を例にしてみましょう。

仕事や行事が忙しく、締め切り間近で集中力も上がっていたために寝不足が続いていたとします。眠りたいという欲求が満たされないまま身体に負荷をかけたことで、「寒い」という外側の環境の変化に対して適応できなくなり、扁桃体が過度な「不快刺激」を受けて風邪を引いたりしてしまうのです。


何かを食べたいという欲はどうでしょうか。

通常の食事以外にも食欲が湧いてついつい食べてしまう人がいます。身近なところでいうと、飲み会でいろいろと食べたあとに、ついラーメンを食べてしまう、ということがあるでしょう。食欲の赴くままに食事をして、結果的にお腹が苦しくなり、それが扁桃体に「不快刺激」として伝わります。

しょっぱいものを食べつづければ高血圧のリスクが、甘いものを食べつづければ糖尿病になってしまうこともあります。

これは欲が満たされなかったとき、あるいは欲を過剰に追求したときに、結果とし

て起こる身体の不調です。欲との向き合い方を間違えると、私たちは不健康になるのです。

「下心のある欲」に支配されてはいけない

欲といっても非常にたくさんのものがあります。

食欲や性欲といった生物の根本的な欲から、社会的に認められたい欲求や知識を満たしたい欲求など細かいものがいろいろあります。健康になりたい欲や、病気を治したい欲などもあります。

ちなみに「欲」という漢字は、以前は部首として欲の下に「心」をつけて「慾」とも書いていました。**欲には厳密には、二つの意味があるということです。**

生物の活動に必要な最低限の欲求である「欲」に対して、むさぼったりするという過剰な欲求には、「欲」の下に「心」をつけて「慾」と書いて区別していました。下に心を書くので、「慾」と「欲」は「下心がある欲」と「下心のない欲」と考えてもいいかもしれません。

多くの人はこの「慾」を過剰に求めることで、扁桃体や身体の環境を乱していま
す。また、「慾」を求めても満たせないことが不安イメージを生み、「不快刺激」を生
じさせてしまいます。

健康を考えることはいいことですが「健康になりたい慾」や「病気を治したい慾」
を過剰にして生活してはいけません。食欲などをコントロールできる人であっても陥
りがちな「慾」が潜んでいるのです。

「過去の自分」と比べる人ほど、不健康になる

健康に関する「慾」において、とくに注意しなければならないことがあります。そ**れは「過去の健康イメージ」を求めてはいけないということです。**

「昔は病気なんかしたことなかったのに……」

今まさに、そう考えている人は要注意です。身体は日々刻々と衰えています。一日一日の変化は小さくとも月単位、年単位では確実に身体の状況は変化しています。ホメオスターシスを維持する機能も変化していきます。

具体的には、ホメオスターシスの調節に関わる神経は、40代を迎えると身体の調整能力が低下し、対応するまでの時間も遅くなってしまいます。

食事量はまったく変わっていないのに体重が増え、健康診断に引っかかるようになったと悩んでいる人がいます。身体の代謝が日々落ちているということに目を向けていない危険な状態です。過去の健康のイメージを求めすぎて、代謝の低下という現実から目をそらしているのです。

過去の自分と比べると必ず失敗します。**どうしても目標が欲しいときは、身近にいるちょっと年上の先輩を目標にしましょう。イメージするのは、「3年後の目標」です。**具体的な目標が近くにいるほど考えやすいですし、過剰な健康欲につながるのも防げます。その目標に近づくために何をしていいかわからなければ、本人に聞くこともできます。

どのように健康でいたいのかは、ちょっと先の未来と比べると安定するのです。

「好き嫌い」は「なくす」より「たくさんつくる」ほうがいい

「カロリー制限をしましょう」
「動物性の油は悪いから植物性の油をとりましょう」
「ニンジンジュースがいい」

世の中にはいろいろな食事療法があります。油の摂取を控えたり、カロリーを抑えたり、その方法はさまざまです。なるほど、確かにどれも正しい考えです。でも、一つの食事療法だけで解決できるという口調の情報には、くれぐれも注意してください。

そのような健康法には流行《はや》りすたりがあり、いつのまにか消えてしまうものばかりです。数年周期で再登場するものもあります。

私たちの身体は一つや二つの栄養がなくても元気を保てるようにできていますし、一つや二つの食品をとっても真に健康になることはできません。

「病院に行っても薬を出されるばかり。病院に行かないで○○を飲んでいる人は自分で治したらしいわよ」

「人には自己治癒力が備わっています。だから、免疫力を高める○○を飲めばいいのです」

このような健康法がたくさんあるのは、私たちの「健康欲」が強いからです。健康欲を満たそうとして、新しい健康法につい飛びついてしまうから、いつまでたっても健康法はなくなりません。さまざまな健康法を試すのはいいことのように感じるかもしれませんが、過剰な健康「欲」に振り回されることで、ホメオスターシスや扁桃体を乱される可能性のほうがはるかに高いでしょう。

第3章でも触れましたが、扁桃体は同じような刺激をくり返してしまうと飽きてきてしまい、刺激が足りないと感じて不安定になります。**逆に新鮮な刺激が与えられる**

と安定します。

たとえば、いつも同じ味覚の刺激をくり返していると扁桃体が飽きてしまい、食事量を増やしたり、強い刺激の味を求めたりします。すると、些細なことでイライラし、不安定になりやすくなってしまいます。

いつも同じような食事の人がいますが、それは扁桃体にとってはよくない食生活といえるのです。

「いつもの食事」ほど怖いものはない

そこで、私の患者さんにもおすすめしていることが、**好き嫌いをつくってください、ということです。**

食べ物の好き嫌いをつくるのは悪いという風潮がありますが、嫌いな食べ物をつくってはいけないということではありません。**「好き嫌い」で問題なのは「嫌い」ではなく「好き」のほうです。**

私たちは動物ですので、どうしても好きな味だけを欲しつづけるという衝動があります。好きなものだけ欲して同じ食材ばかり食べつづけることは、偏食や過食の原因となります。偏ったものだけを食べつづけないためには、食べるものの種類を増やす必要があります。

そのために、「嫌いなもの」をどんどん増やしてください、と伝えています。

扁桃体は味覚から刺激を受けて、食べ物の「好き嫌い」を判断します。好きなものの幅を広げるためにも、たくさんの種類の食材を食べることで、扁桃体に「好き嫌い」を判断してもらいましょう。

食べたことのない食材に挑戦してみることは、扁桃体を刺激するいい生活習慣となります。健康指導を受けると「バランスよく食べなさい」と言われることがありますが、「バランスのいい食事」なんてなかなか計画的にできないものです。

まず「好き嫌い」をつくっていくように意識することが必要です。たくさんの種類のものを食べようとするだけで、自然と栄養が分散されてバランスよくなります。

習慣的に食べているものが安全かどうかということは誰にもわかりません。長い年月をかけて同じような食べ物を漫然と食べつづけていると、知らず知らずに生活習慣病の原因となります。

たとえば東北地方は昔から高血圧、脳血管疾患の患者さんが多かった土地柄です。食事の味つけが濃く、塩分摂取が多かったことなどが原因といわれています。近年では改善されてきていますが、これも偏った味つけを習慣として、漫然と続けてしまった結果です。

江戸時代には白米を食べる文化が浸透したため、玄米を食べていた時代にはなかった「脚気《かっけ》」という病気が流行しました。これも白米ばかりを食べるという同じ食生活を続けた結果です。

「いつもの食事」ほど、ときに怖さを秘めています。

嫌いなものは、無理して食べなくていい

食生活に大事なことは、常に新しいものを探して食事の幅を広げる生活習慣です。結果として食べられないものも出てくるでしょうが、気にしないでください。**無理やり食べることができるように練習する必要はありません。もちろん、好きになる練習**

をする必要もありません。

私たちは昔から好き嫌いをつくらないようにと教育されますが、嫌いなものを頑張って食べようとしょう油やソースやマヨネーズなどをかけて、強引に味を消して食べるほうがよっぽど問題です。

くり返しますが、大事なことはどのような食べ物が身体にいいのかを探すことではなく、偏った食事が蓄積しないように、常に新しい食材や多くの種類の食材を探していくことです。

それが、扁桃体を整えて健康を手に入れるための基本的な食生活といえます。

身体にいいか悪いかにこだわるのはやめましょう。「好き嫌い」の数をたくさんつくっていけば、おのずと健康という結果はついてくるのです。

サプリメントや民間医療は1か月限定が効果的

「先生、サプリメントを飲んでいます。このまま飲みつづけてもいいですか？」
「数値がよくなったのは、病院の薬ではなく○○を飲みはじめてからだと思います」

健康になりたいという欲求を満たすために、サプリメントや民間医療もたくさんのものが提唱されています。しかし、健康になりたいという欲求を過剰にしすぎては、そもそも内側の環境が乱れてしまいますし、不安イメージを生み出すことも本章の冒頭で触れた通りです。

多くの医療機関では民間医療はすべて禁止としている先生方が多いと思います。しかし、**科学的根拠がないからといって本人が効いていると思っているものをやめさせ**

るのもまた、いい方法とはいえません。

先生の反対を押し切りながら、半信半疑でスタートしている人もたくさんいるからです。効くか効かないか、という不安のなかで使用しているのです。

私の外来では、すべてを否定することはしていません。極力どういったものを使っているかを教えていただき、**そのうえで「1か月」ルールというものを推奨しています。**

「1か月間ほど使ってみて効果がなければやめましょう」

そう伝えて指導しているのです。

1か月に限定しているのは、次の三つの効果があるからです。

①一つはサプリメントや健康食品を漫然と使用しなくなること
②効果を確かめようとすることで自分の体調に意識が向かうこと
③1か月の間にある程度の欲求が満たされること

私たち医療従事者が健康食品、民間医療の類いを科学的根拠がないとだけ片づけてしまうのは早計です。

標準治療以外のものをすべて否定してしまうと、健康になりたい欲求を満たす道筋が閉ざされ、不安やイライラの原因となります。西洋医学しかやってない医者に何を言っても無駄だという評価や印象も生まれ、関係が悪くなることもあります。

そのような状況ができてしまうと良好な治療も健康も実現しません。

世間で流布している情報はすべてが自分に当てはまるわけではありません。しかし、適度に自分の健康に向き合い、自分に合った治療を探すのであれば、扁桃体による情動を沸き立たせますので、いい行動習慣といえます。

サプリメントもせっかく飲むのであれば、効くと信じて飲んで困る理由はありません。ただし、漫然と使用することを避ける意味でも、期間を設けて主治医と相談しながら使用してみてください。

自分の立てた予定に縛られる生活はやめよう

多忙で目まぐるしく変わる情報社会のなかで、私たちは時間という制約との戦いを強いられています。

これは動物にはない習慣です。

動物園などで動物を眺めてみてください、明日の予定に四苦八苦している動物はいないでしょう。明日、明後日のことを考えながら行動ができるというところが私たち人間の強みでもあります。**しかし、時間を守ろう、スケジュールをこなそうという過剰な意識が、扁桃体を乱すことが多々あります。**

もちろん、ビジネスにおいてはスケジュールを守ることは重要なことかもしれませんが、プライベートに関しては、過剰に時間に縛られる必要はありません。

仕事以外のプライベートな時間に関しては、スケジュールを組みすぎないようにしましょう。

あらかじめスケジュール帳に書き込まれた予定に縛られることなく「不意の予定」に身を任せながら生活するほうが、「時間」に対して過剰な意識を持たず、より動物的な感覚に近い状態となります。

そのほうが扁桃体にとっては「不快刺激」にはならず、それどころか、「新しいもの好き」な扁桃体にとっては、未知の予定に遭遇したときのほうが「快刺激」となります。

健康や病気ということを考えてみましょう。

おそらく私たちの期待をはるかに超えて、予定通りには進まないものです。また、日本では電車の時間が数分でも遅れると大問題のように扱われる社会で生活しています。

いずれにせよ、それほどまで時間に対して「欲」を持って生活していると、扁桃体が常に不安定な状態に陥ってしまいます。

予定を立てずにむやみやたらな仕事や生活をするようにすすめているわけではあり

ません。大事なことは自分の立てた予定を忠実に守ろうと過剰に思い込んでしまい、扁桃体を乱してしまうより、日々の生活のなかでなるべく予定から切り離された生活を心がけよう、ということです。

些細《ささい》なことかもしれませんが、そのほうが、健康を考えるためには大事なことなのです。

笑うより「笑ってもらう」ことを意識する

「笑いは健康にいい」
「笑うと免疫力が高まる」

このような話を聞いたことがあるかもしれません。

扁桃体に関しても笑いは重要なスパイスとなります。私たちは怖い表情の人を見ると、その視覚による刺激が扁桃体を過敏にし、不安を抱きます。

第２章でもご紹介しましたが、「恐怖」の表情の写真を見た人にＭＲＩ検査を行ったところ、扁桃体が活性化していたという実験結果が実際にあります。この結果でもわかるように、私たちは自分が恐怖や不安を感じていなくても、恐怖の表情をした人を見るだけで不安になってしまうのです。

ですから、生活のなかで恐怖の表情をする人が少なくなるようにしないといけません。

まず行うべきことは、恐怖や怒りの表情をした人に近づかないようにすることになります。そうすれば、扁桃体を過度に刺激する機会が減ります。しかし、常に人と接して生きていかなければならないのが人間です。不意に恐怖の表情をした人と出会うこともあります。

そこで大事なことは、自分が恐怖の表情をしないということです。

もし自分が恐怖や不安に満ちた表情をすると、その表情を見た人がさらに不安を抱き、連鎖してしまいます。

この流れを断ち切るのは自分の表情次第なのです。

しかし、いきなり笑いましょうというのは不自然ですし困難です。愛想笑いになっては意味がありません。**ですから、ふだんから笑いを取り入れた習慣をすることで、不安が近づいてくるのを防ぐことが大切です。**

仏像の微笑みも不安から守ってくれる

　幸いなことに最近では、インターネット上でたくさんの「お笑い動画」や「癒し画像」などを見ることができます。自分ひとりの時間でも笑いに触れることができるので、笑いを得る習慣を持つといいでしょう。

　また、個人的な経験となりますが、あるとき、美術館の展示イベントで聖観世音《しょうかんぜおん》菩薩像《ぼさつぞう》を目にしたことがありました。たくさんの仏像の中でもひときわ厳かで壮観な印象を受けましたが、その表情がなんとも言えない微笑を浮かべた温かいものに感じられたのです。

　それまで仏像には興味を持ったことはなかったのですが、自然と拝まずにはいられない感情を抱かされました。その当時はこの感覚の本質がわかりませんでしたが、**扁桃体を介して仏像の表情がとても快いものと判断されたのではないかと思います。**

　このようなことから、笑顔から受ける効果というものは人の笑顔だけにとどまらないと推測されます。**銅像や仏像、絵画などの芸術的なもののなかから、自分が心地よ**

く眺めることができるものを見つけることもおすすめです。

どんなつらい状況でも周りの人を笑顔にしようとする人がいます。とても強い精神の持ち主でありますが、周りの笑顔が自分に返ってくることを知っているから、どんなときも笑顔をつくることができるのです。病気によって健康が損なわれたときにこそ、自分自身の笑顔と周りの人の笑顔が何よりも強いエネルギーとなります。

健康を実践するためには周りの人からこっそりと笑顔をいただけるように仕向ける貪欲《どんよく》さも必要です。

体力向上ではなく「脳内リセット」のために運動する

慢性的な運動不足といわれる私たちですが、運動というとどうしてもスポーツを連想してしまいます。しかし、**スポーツを単なる健康維持のためにするというのはあまりおすすめではありません。**とくに最近ではマラソンなどが人気ですが、急にスポーツをはじめることは、健康維持と関係のない行為です。

そもそも、身体の健康とスポーツができることとは関係がありません。しっかりとした筋肉を維持している人が、健康で病気のない生活をしているわけではありません。

職業上、身体の筋力を使ったパフォーマンスが必要であるという人でなければ、スポーツという専門的な作業自体は、本来不要です。スポーツは身体にとって不自然な動作の連続であることを忘れてはいけません。**マラソンや激しいトレーニングは男性**

ホルモンであるテストステロンを低下させてしまうという報告もあります。

ただし、運動には私たちが忘れている別の側面があります。

運動は全身の筋肉や血流の変化を短時間でもたらしますので、身体感覚の刺激としてはとても有益です。**運動によって交感神経系が刺激され、結果として扁桃体に刺激を行うことが可能だからです。**

運動をしている最中は扁桃体も運動による身体の変化に注力しているため、**日常で抱いている不安などを感じる余地が減ります。**これは脳内が一度に複数の情動を感じることができないというメカニズムからも説明できます。脳内を一時的に「リセット」しているといってもいいかもしれません。

ダイエットや体型維持といった体力向上の目的で運動することをやめて、扁桃体を刺激する意識で運動を行うくらいがちょうどいいのです。

新しいスポーツをはじめるより、経験あるスポーツを再開する

あるテレビ番組で、運動会の親子リレーの特集を組んでいるものがありました。リレーで転倒する親が相次いだことを分析していましたが、転倒した親はいずれも若いときは運動神経がいいといわれていた人だったという結果でした。

番組の内容的には年月が人を変えてしまったことを嘆くような内容でありましたが、このことは頭と身体の関係をよく反映しています。一定期間運動から遠ざかっていると身体と頭の反応のバランスが崩れてしまいます。単に運動不足だから転んだという解釈もできますが、**扁桃体が、運動による身体の変化に注力するような状況が久しくなかったことも問題であると考えられます。**

もし、今からスポーツをはじめたいという人がいたら、一つだけアドバイスがあります。

それは、新しいスポーツを探すのではなく、できる限り経験あるスポーツを選ぶことです。扁桃体は記憶に関係している部位でもあるため、記憶を呼び起こすような刺

激には有利に働くと考えられます。

運動を通して健康を維持するということの本質は、全身の刺激を使って情動の中枢である扁桃体を刺激することにあったのです。

ブラック・ジャックは心の中にいる

さまざまな研究で前向きな人は治療成績がいいという結果が出ています。国立がん研究センターでも前向きな患者さんの生存率が高いという結果を報告しています。前向きであるということは、それだけで健康に近づくことになります。

治療がなかなか上手くいかないこともあるでしょう。やはり効かない、効かないと思う治療は本当に効かないものです。**頭が効かないと拒否している状況では治療は奏功しません。**投げやりですべてお任せしますという姿勢には、とくに注意が必要です。いかなる絶望的な状況においてもあきらめてはいけません。

ヴィクトール・フランクルの名著『夜と霧』においても、第二次大戦中のユダヤ人収容所という場所において「生」をあきらめてしまった者は再び収容所から出ること

はなかったと書かれています。

長年の生活習慣からできた病気は一筋縄ではいかない場合が多々あります。そのためにも自分の身体のこと、治療のことは主治医と納得がいくまで話し合うべきです。

余命何か月、半年などという宣告を気にしている時間は無意味です。自分の将来を機械的な時間、数字で考えてはいけません。数字は不安感を生み、扁桃体に負担をかけます。その負担が身体に表出して新たな症状をつくります。

「自らの頭がつくり出した症状」を、もともとの病気が悪くなったと「錯覚」してしまうのは非常に危険ですし、それで健康を損なうのは、何よりもったいない。

病気を、「いい人生」という道をさえぎる「高い壁」のようにとらえてはいけません。必ず克服しようという気持ちが時としてあらぬ方向に作用することがあります。**どのような病気も頭の中で抱いている不安イメージの産物にすぎません。**本当の健康はいつも頭の中とは別のところにあります。

欲しいものがあると、人はどうしても自分の外側に意識が向かってしまいますが、**無限の健康というものは私たちの内側、扁桃体にあります。内側を見ずして病気に対**

する法はないのです。

ある患者さんの手記の中に「**ブラック・ジャックは心の中にいる**」と記されていました。さまざまな治療方法を試し、民間療法も試してわかったことは、一つひとつにはそれなりの効果があるということ。でも、最終的には自分の思いを大切にする必要がある。そうつづられていました。

頑張って走りつづけた人ほど、いつの間にか「帰る場所」を見失う場合がありません。しかし、そこに待っている人やなつかしい人がいるとわかれば気持ちも安心して、不安も解かれます。なつかしさや安らかさをつくり出すのは、感情記憶の担い手である扁桃体にほかなりません。**私は、心の名医は扁桃体にあると考えています。**この扁桃体をしっかりと鍛えることで、病気と向かい合う姿勢を確かにできると確信しています。

扁桃体が喜ぶと、自分に自信がついてくる！

「がん」という死に直結する病気から風邪まで、最先端医療を求める患者さんから日々の健康相談代わりにいらっしゃる患者さんまで、幅広い患者さんと毎日お話をさせていただいています。

そんな患者さんのなかには、健康食品などに月々十万円も二十万円も使っているという人が、とてもたくさんいます。一見、お金持ちの方かと思うのですが、一般的なサラリーマンの方や定年退職して年金と貯蓄だけでやりくりしている方なども含まれます。

痛いところに近づけると痛みが弱くなる水、煎《せん》じて飲むと病気が無くなるという木の皮、身に着けていると健康になれる腕輪。人から見るとなぜこれが健康にいいと思っているのだろうと、目を疑いたくなるような健康法を続けている人がたくさんいます。

患者さんから教えてもらうと、本当に何種類あるのだろうというくらいたくさんの健康法が出てきます。**しかし、扁桃体を意識した健康習慣をはじめていくと、だんだんと自分に自信を持てるようになり、「余計なもの」を身体の外から補おうとしなくなります。**

ちょっとの努力で生活がどんどん変わっていく

「先生に言われたように生活習慣を少しずつ見直していたら、余計なことばかりやってきたことに気がつきました」

ほとんどの患者さんが、まずはそう言ってきます。そして、

「定期的に買っていたサプリメントを買わなくなりましたが、とくに問題ありません。むしろ月々数万円かかっていたお金が浮いて気が楽になりました」

と、どんどん変化していくのです。
朝日を浴びて、よい目覚めを意識しようとしただけで、自然と寝る時間も規則正しくなり、余計な食事や夜の飲酒が減ったことで体重が減り、コレステロール値が下がった方もいます。次のような言葉をいただいたこともあります。

「たばこをやめてしばらくしたら、料理の味がよくわかるようになりました。薄味のものでも満足できるようになりました。最近血圧も下がってきました」
「音を聴くことを意識して、ラジオを聴く時間を増やしたところ、夜眠れるようになりました。今まで話していなかった人と、ラジオ番組の話で盛り上がることができました」

どの人もそれまでの生活習慣を、「扁桃体が喜ぶ習慣」にちょっと変えただけです。長年培った生活習慣を変えることはとても大変なように思いがちですが、少しのことなら今からでもできます。

多くの人が生活習慣を少し変えたことで、医学的な健康を手にしただけでなく、周りの人間関係や趣味が広がり、自分自身の生活も向上。**さらには自分に自信が持てるようにもなったのです。**

扁桃体が喜ぶ生活習慣を実践する効果は絶大かつ広い範囲に及びます。それは実際に助言している私も驚くほどです。

しかも、いま大きな病気で苦しんでいる人、大きな病気などはとくにないけれど体調がいつも優れないという人、これから健康に気をつけて過ごしたいと思う人、どの状況の人にとっても扁桃体が喜ぶ生活習慣の効果は絶大なのです。

健康になることとは「人生とは何か」を見つけること

いつも漫然と生活していた人がひとたび生活習慣を正していくと、次々と生活を見直したくなるものです。よい成果、よい結果を伴うとなおさらです。

「病気の不安が落ち着いてから、自分のやるべきことがわかってきました」

ありがたいことに、私の患者さんのなかには、このようにお話をしてくれる方がたくさんいます。

実際に、治療をしながら資格を取るための学校に通ったり、本を書いたり、音楽の全国コンクールに出たり、インターネットで情報を発信するようになったり、ボランティア活動をするようになったりと、意識が変化したという人がほとんどです。

もちろん、仕事をしていた人はもともとの仕事が充実してきたという人もたくさんいます。「病気の不安」を考えていた後ろ向きの時間が減り、自分のための時間が増えたことで、前向きな新しい目標ができてくるのです。

自分のやりたいことがないとか、自分の将来の目標がないという人はたくさんいると思います。しかし、そのような人でも生活習慣を規則正しく保ち、日々の暮らしを慎ましくしていると、新しい目標が自然と形づくられるものです。

多くの人はつい健康をないがしろにしてしまいますが、健康を意識して初めて自信を持った人生を歩むことができます。どんなにたくさんの仕事をしても、どんなに美味しいものを食べても、健康をないがしろにしては意味がありません。

健康に注意するということは風邪を引かないように気をつけることではなく、**「自分の人生とは何か」**を見つけることでもあるのです。

身体に感謝することが、究極の健康法

扁桃体は身体のなかではじつに特殊な場所です。**じつは、病気になっても扁桃体は生き残っているのではないかという可能性があります。**

がんが脳へ転移した患者さんについて、扁桃体に転移する人がどのくらいいるのかを調べてみました。その結果はとても興味深いものでした。

扁桃体へがんが転移する確率というのは、1％以下であるということがわかりました。海外の文献では検出すらできず0％であるというものもあるようで、**まさにがんは扁桃体には転移しないということがわかったのです。**

扁桃体が不安や恐怖といった「気持ち」や「心」に大きな影響を及ぼす存在であることを考えると、じつに重要な結果です。**がんでさえ気持ちや心にまでは転移しないということを意味している。そうとも考えられるからです。**

このような研究から一つの仮説として考えられることは、身体がどんなにやられても、脳がどんなに病気で侵されても、扁桃体は最期まで残るようにできている可能性があるということです。仮に扁桃体が病気に侵されにくいとすれば、最期まで扁桃体の活動は期待できるということです。

つまり、どんな状況においても、最期まで扁桃体に頼ることができるのです。

「病は気から」と昔からいわれますが、これは健康についての教訓にとどまることなく、人生の質に影響する言葉です。

不安とは大地を覆う雲のようなものです。厚い雲に覆われる時間が長いと、草や木が元気に育つことはありません。同じように、不安に覆われた私たちの身体が元気で健康な状態を維持することは難しいのです。

無意識に感じる不安も、意識的に感じる不安も例外はありません。私たちの健康は不安の状態によって、悪くなることもあればよくなることもあるのです。

たとえ、有効な治療法のない病気になったとしても、外側からの不安に支配されず、内側の環境を整えることができれば、誰でも「真に健康な生活」を実践することが可能です。

最後になりますが、私たちの身体が「いただきもの」であるということを、自覚しなければなりません。

自分の身体を「いただきもの」であると自覚すると、身体をいたわらずにはいられなくなります。自分の身体はいただいたものであり、いつまでもいたわっていかなければならないと気づくと、自然に自分の「身体を大事に」することができます。

私たちの身体は、私たちだけのものではありません。

父親、母親、さらにはおじいさん、おばあさんから受け継いできたものです。先祖からいただいたものでもあります。国によってはさらに、大地からのいただきもの、神からのいただきものという考えもあるでしょう。

このいただいた身体を大事に、大切にしていくことは、先祖や自然や神への感謝をすることと同じです。両親を大事に考えるように、自分の身体を大事に考える必要があります。

それがひいては、自分自身の内から生じる「過剰な欲」の抑制にもつながり、扁桃体が整った健康的な生活へとつながるのです。

自分の身体を大事にしながら、さまざまなものに感謝して、生活をしてみてはいかがでしょうか。もしかしたら「感謝」こそが「不安」と対をなす、最高の健康法なのかもしれません。

おわりに

私は20年ほど、目覚まし時計やスマートフォンのアラームをセットしたことはありません。それが「健康生活」における、唯一の自慢といえるかもしれません。

これまで健康についてお話ししてきた私ですから、さぞや健康な生活ができているだろうと言われることがあります。でも、じつはそんなことはありません。実際は違います。病院勤務は不規則の連続ですし、毎日規則正しい生活を行うには物理的に無理があります。

そんななかでも、なんとか規則的な生活を心がけることができたのは、理由があります。それは、中学校時代の過ごし方にさかのぼります。

福島の田舎で生まれた私は、三人兄弟の真ん中。一つ上に兄がいましたので、だいたい兄が行っていたことを真似ながら、のんびりと生活していました。朝はぎりぎりまで布団に入り、母親から朝ごはんに起こされ、寝ぼけたまま朝の食卓につき、やがて学校に行く。そんな感じでした。

中学校から、一念発起。

今でも珍しいかと思いますが、親にかなり無理をいって、実家から1000キロ離れた長崎県の中高一貫校の寮に入りました。

長崎での寮生活は想像していたよりもきついものでしたが、とても規則正しい生活習慣が身につきました。朝は決まって6時40分に起床し、食事の時間もほぼ一定。消灯時間もしっかり決められていました。

そのおかげで高校を卒業してからも、毎朝目が覚めるのは、朝の6時40分と決まっています。いま思い返すと、「食べたい欲」や「寝たい欲」を慎むことができる寮生活を経験できたことが、私の考えの基礎にもなっていると、つくづく感じます。

私は幸いにも、寮生活を通じて自然と生活習慣を整える環境に恵まれました。しかし医師として働きはじめてわかったのは、健康問題に直面したときに、どう対応し、生活すればいいかわからない人が数多くいるということです。

私の患者さんのなかに、40代の進行がんを抱えたBさんがおりました。彼女は健康に関する知識や経験がないまま、さまざまな情報に右往左往してしまい、病院での治療をやめ、独自の治療法を試していました。手術や抗がん剤などの治療に対する不安がとても強かったのですが、私の外来でお話をしているうちに、自分のなかにある本当の健康に気がついたようです。生活習慣を見直し、今まで拒んでいた治療も受けてみようと決断されました。

治療に対する不安が落ち着き、前向きに治療に取り組み出したところ、病気が上手くコントロールされるようになりました。治療に取り組み出してからのBさんのエネルギーたるや非常に充実したものとなりました。

治療前は「新しい治療法」のことばかり探していたのですが、治療を受けはじめてからのBさんは昔から興味があった医療、福祉についての勉強をはじめたいと思い直し、通信制の学校へ通いはじめました。

病気への不安に対処できるようになってから生活が一変したのです。

このBさんを担当させていただいたことによって、「本当の健康とは何か?」についていっそう深く思いを巡らすこととなり、今回、「この本を書かなければならない」と思うきっかけとなりました。

本書で紹介した「扁桃体を意識した生活習慣」というのは、朝の過ごし方や睡眠のとり方といった、誰もが簡単に実践できるものばかりです。サプリメントや健康食品といった「身体の外側」から取り入れるものに頼るような、従来の健康法とは違います。

特別な器具を必要とするわけでもなく、どのような場所でも行うことのできるものです。体力がないお年寄りでも、病院で入院している方でも、安心していつでも取り組むことができます。

健康になるための方法は、私たち自身のなかにありながらも、私たち自身が注意深く自分を見つめ直すことで初めて気づけるものです。

本書が、病気や健康に悩んでいる多くの方にとって、自分のなかにある「本当の健康」を見つめ直し、不安のない輝かしい人生を歩んでいく手助けとなるならば、これほどうれしいことはありません。

最後に、私の身体を何不自由なく生み、育ててくれた両親に感謝をさせていただくとともに、日々の生活を支えてくれている妻に感謝したいと思います。また、今回書籍を執筆するにあたってご尽力いただきました、こはく社の綿谷翔様をはじめ、サンマーク出版の皆様には大変感謝申し上げます

2018年5月

石川陽二郎

〈著者紹介〉

石川陽二郎（いしかわ・ようじろう）

医学博士、放射線治療専門医。東北大学病院助教。南東北がん陽子線治療センター非常勤医師。東日本医療専門学校非常勤講師。

福島県生まれ。久留米大学医学部卒業後、東北大学大学院で肺がんの陽子線治療について研究を行い「がんプロフェッショナル養成プラン」を修了、博士号取得。2014年、東北大学病院助教となり、外来医長を務めた。

最先端のがん治療といわれる「陽子線治療」を専門として、民間病院として世界で初めて陽子線治療後専用の装置を導入し、年間最多の症例数を誇る南東北がん陽子線治療センターで2012年より治療を行っている。１回の治療費約300万円にもかかわらず、北海道から沖縄まで、全国から最後の「頼みの綱」として患者が絶えず訪れる。その一人ひとりに向き合いながら、これまで1000人以上のがん患者の治療や生活指導を行ってきた。

一方、創業80年になる地元密着の診療所でも医師として勤務し、地域の人々の風邪・体調不良から健康相談までを診療。最先端医療と地域医療を同時に務める日本でも極めて稀有な医師として活躍する。

両方の現場を体験するなか、「がんになっても健康な人」がいる一方で「病気ではないのにがん患者よりも不健康な人」に数多く出会い、「健康の条件とは何か？」と疑問を抱く。その答えを追究しつづける過程で、「不安による扁桃体の不調」が免疫力低下など健康に大きな影響を与えていることに着目。不安が身体に与える影響は精神的なものではなく、医学的・生物学的に正しいことを突き止める。現在は、扁桃体を活用した健康法を教えるなど活躍の幅を広げている。

「脳が不快なこと」をやめれば健康になる

2018年 6 月25日　初版発行
2023年 5 月30日　第2刷発行

著　者　石川陽二郎
発行人　黒川精一
発行所　株式会社 サンマーク出版
東京都新宿区北新宿 2-21-1
(電)03-5348-7800
印　刷　三松堂株式会社
製　本　株式会社若林製本工場

ISBN978-4-7631-3698-5　C0030
ホームページ　https://www.sunmark.co.jp